彭小华 著

梁焰 绘

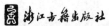

浙江古籍出版社

谨以本书献给我的母亲——张秀莲

目　录

序 言

我的死亡观念形成史

一

我是父母四个子女中最小的一个。我出生时，母亲39岁，父亲37岁。很小的时候，我就觉得我妈已经很老了。

1948年，父母凭"父母之命，媒妁之言"在家乡峨眉结成夫妻。那时父亲还在省城成都念高中。1950年我大姐出生时，"土改"开始了。自知家庭成分不好，母亲怕父亲留在家乡遭罪，力劝他远走高飞。父亲加入了抗美援朝志愿军，奔赴东北。部队通信困难，大姐3岁病亡，父亲竟不知情。母亲一个人熬过了巨大的悲伤。

父亲所在的部队还没来得及跨过鸭绿江，战争就结束了。他所在的部队从东北开赴青岛，从陆军变为海军。稳定下来之后，他写信向母亲索要她和女儿的照片。母亲拍了一张单人照寄给他。照片上的她身着黑衣，头戴黑帽，眉眼低垂，神情肃穆。父亲收到信，顿然明白女儿已经不在了。他悲痛欲绝，一病不起。幸亏海军医院的军医医术高明，把他从死亡线上拉了回来。

不久，父亲转业到青岛地方上工作，然后考上了复旦大学历史系。1958年，我妈辗转远赴上海探亲，次年在老家生下我二姐。在她的记忆中，二姐聪明伶俐，是她三个女儿中性格最乖巧、长相最甜美的一个。可惜二姐在三年困难时期也被病魔掳走了。

二姐的死对妈的打击更大。她不仅要承受丧女之痛，旁人的闲言碎语更是雪上加霜，好像她一辈子都没有福气有孩子了。亲友邻人，包括外婆，纷纷劝她抱养一个。

在20世纪70年代中期之前的农村，婴幼儿死亡很常见。我的姨妈和3个舅舅都有丧失年幼子女的痛苦经历。在更早的时代，婴幼儿死亡更是普遍。我奶奶生育了10个孩子，活下来了3个；我外婆生育了9个孩子，存活了6个。

大学毕业后，父亲来到四川大学历史系任教。这下离家近了，但他和母亲依然分居两地。

峨眉老家交通不便，两个女儿都没有长起来。痛定思痛，父亲萌生了让我妈离开老家的想法。我妈便把户口迁到她的妹妹、我的姨妈出嫁的夹江县永兴公社劲松大队三小队。

这里山清水秀，气候四季分明，有丘陵、山地，有平坝、水田；沟渠纵横，水资源充沛，生产条件好，物产丰富；夹峨公路和成昆铁路从地界经过，交通便捷。

1963年，盼子心切的父母喜得麟儿。这时我妈已经35岁，不准备再生孩子了。父亲却一心想要一个女儿。他哄母亲说："再生个幺女吧，等你老了，好给你穿针。"我爸向来嘴笨，这句话却说到我妈心坎儿上了。也是天遂人愿，我应召而来。

我很小就觉得我是带着使命来到世间的，很早就有给父母养老送终的自觉。

我出生时正值轰轰烈烈的"文化大革命"，学生停课闹革命，父亲不用回学校上课，得以在家陪产。母亲生两个姐姐和哥哥时坐月子的体验都不好，唯独这一次，她觉得父亲的表现还差强人意。

父亲不善于照顾人。他4岁发蒙读书，没有学习过生活技能，一辈子以学问为念，是那种连自己基本生活都料理不好的人。无论出于情势还是天赋，我妈一直是全家的照顾者和主心骨。

我是在父母租住的农家房子里出生的。她常常津津乐道我出生时的情形。接生医生把还是新生儿的我包裹好放到床上，我的眼睛马上看向窗户，房东车大大（方言，大妈、大婶之意）闻讯过来道喜，咋咋呼呼地说："哎呀，眼睛又大又亮！你看她晓得看光……啊呀，手指头一个一个细长细长的。"

一年多以后，车大大撺掇她丈夫对我妈施加了严重的迫害，利用身为大队会计的权力，剥夺了母亲的劳动权，不给我们母子三人分配粮食，把我们逼到几乎没饭吃的边缘。不过，她大概不会想到，她当初的那番话建构了我的自我认知，对我的成长有照亮和引领作用。我从小就觉得我是一个热爱光明的人。手指细长在乡人的概念中代表聪明、灵巧，长大不做粗活求生。她的话成了一个预言。

在家族聚居的乡村，作为唯一的外来户，我家天然处于不利地位，何况我妈一个女人带着两个年幼的孩子，家里没有男人。在乡村，这种情况本来就会受到歧视。而且，我们的家庭成分还很"高"，上一辈是地主兼工商业主，父亲不是干部、军人、工人，而是戴眼镜的"臭老九"……可以说，所有不利条件我们都占齐了，处境极其恶劣，日子过得十分艰难。

母亲极具自尊、极其要强，她从不示弱，事事不肯落在人后。一年365天，除非我们兄妹生病，她从不休息，自己有病则扛着，参加生产队劳动几乎全勤。此外，她还要管孩子、做饭、洗衣、打柴、打猪草、喂猪……每天忙得脚不沾地，不到半夜睡不了觉，"躺在床上都能听见心脏咚咚跳动的声音"。尽管如此，她在生活上绝不苟且，我们家总是洒扫干净，孩子出门时衣衫整洁，哪怕吃不上肉，蔬菜一定管够，也尽可能可口。

乡下人家都是大孩子带弟弟妹妹。我哥比我大4岁，照看我的责任天然地落在他的身上。可他自己都还是个孩子，哪里承担得起看护责任？我不止一次与死亡擦肩而过，能够活下来，我妈说是"天看护"，乡人说不知道我妈"做了多大的好事"。

我10个月的时候，正值寒冬腊月，我妈带着我和哥哥在流经成昆铁路下穿涵洞的河边打猪草。她解下围腰铺在地上，把我放在上面，让哥哥看着我。她割着猪草，无意中一抬头，赫然发现孩子不见了！打眼一看，我正在水中扑腾，眼看波浪就要把我卷往河心！她奋不顾身冲到水里，把我抓上河岸……

河水冰冷刺骨，我浑身湿透了，她脱下自己的衣服把我裹起来，往出租房跑去，手忙脚乱地烧水给我洗澡、暖身体……天可怜见，我只是打了几个喷嚏，啥事都没有。

2岁那年杏子成熟的季节，我遭遇了一次更大的险情。

这天中午哥哥带着我和一群孩子在铁道上玩耍，有人发现几十百来米外火车呼啸而来，一声惊呼，大孩子们四散奔下铁道，小小的我跑不动，一个人留在了轨道中央……人们眼睁睁看着小孩儿倒在了车轮下，以为我必死无疑。

我妈在百米开外的菜地里目睹了这一切。她丢下镰刀，失魂落魄地飞奔而至。火车过后，小孩儿竟然站了起来，毫发无伤，还没哭……原来，千钧一发之际，我竟然福至心灵，就地趴下了！

　　从此，我以"背火车的女娃子"远近闻名，走到哪里，不认识的人问起这个孩子是谁，旁人会介绍说："这就是那个背火车的女娃子。"

　　3岁那年，我家搬进了自建的房子里，总算不再寄人篱下。可是，不像其他农家相互毗邻，我家的房子孤零零地远离其他农家，没有邻居。房前不到150米就是成昆铁路，屋后是连绵的群山，山上有很多坟墓。翻过铁路，右前方是一个大坟岗，有几十上百座坟。可以说，我们是和死人比邻而居。

　　乡人相信人死后会变成鬼，大孩子们喜欢绘声绘色讲鬼故事吓唬小孩儿，童年的我相信鬼会从坟里出来抓小孩子、找"替死鬼"。我每天外出和回家都要经过坟岗，远远的心里就开始打鼓，憋着气，攒足劲头，以最快的速度，飞奔而过。

　　每一天我都要经历不止一次这样赴死般的煎熬。

　　那时候乡下点煤油灯，小小的火苗照亮的地方很小，我总觉得灯照不到的地方影影绰绰晃动着鬼影。夜间我不敢一个人待着，像个小尾巴一样，妈妈每走一步我都要跟着她。妈知道我怕鬼，她豪迈地说："别怕，你妈就是捉鬼的！"可是，我的恐惧一点儿也没有减少。

　　我小时候瘦得像根藤，大概和内心的紧张、恐惧有关：这些情绪消耗了我太多的精力。

　　年龄稍长，对母亲死亡的担忧和恐惧又揪紧了我的心。

　　姨妈家有一个和我同年的表妹，我俩既是玩伴，也是同班同学。她从小和她奶奶同睡。大约在我俩六七岁那年，一天夜里，她奶奶在睡梦中过世了，她第二天早晨醒来，摸到奶奶僵硬的尸体，吓得魂不附体。我的妈妈会不会在夜间死去？这个问题太沉重了，我不敢告诉妈，也不和任何人去说，默默地让恐惧吞噬着小小的心灵。

那时哥哥已经跟着父亲到成都上学去了，家里只有我和妈妈两个人。晚上我和她一起睡，她睡一头我睡一头。担心她在夜间死去，我在夜里常常被噩梦惊醒。醒了以后，轻轻挠一下她的脚底板，她的脚往后一缩，我知道她还活着，才又安心睡去……

成昆铁路上经常发生火车碾死人的事故。我经常要经过的四五公里铁轨上，先后发生过多起事故。我害怕看死人，却又喜欢凑热闹，看过那些血肉模糊的尸体，路过的时候，心都提到了嗓子眼，怕得不行。

附近的水库、河堰也不时淹死人，尸体浮在水面，被泡得肿胀发白，非常瘆人。

就这样，童年时代，死亡和我如影随形，每天都生活在对死亡、鬼魅的恐惧之中，经常觉得要被黑暗或者鬼魂吞噬。实在太怕了，觉得鬼就在跟前，血盆大口就要咬着自己了，胆战心惊之际，听天由命，赶忙把眼睛闭起来。

我特别讨厌开学，因为一开学爸爸和哥哥就要走了。他们前脚一离开，我马上就眼巴巴地盼着放假。明知道爸爸和哥哥不在上面，但每一趟火车经过时，我都要一个一个车厢看完，然后失望、难过一会儿。我望眼欲穿盼着爸爸和哥哥从成都回家，他们在的时候，家里才有人气，我才觉得安全。

大多数成年人意识不到小孩子很早就有死亡意识、死亡恐惧和对鬼魅的想象、惧怕，很少认真和孩子讨论这些问题，要么置之不理，要么随便说几句，并不能真的消除惶恐。死亡恐惧统治着我童年的心灵，这是我成年以后一直关注死亡的原初根由。

痛感死亡恐惧给童年的我带来的巨大困扰，在我做了母亲以后，我认真思考如何积极、正向地和女儿讨论这个问题，以免她经历类似的惶惑和恐惧。

二

我妈凭着自尊、自强的品格和友善、乐于助人的言行赢得了乡人的尊重，就连曾经迫害她的车大大夫妻，也因三个儿女先后疯癫，需要我父母援手到成都求医而主动交好。父母不计前嫌帮助了他们，还帮助了其他很多人到成都求医问药。我们的社会处境逐渐改善，我也渐渐长大，成了妈妈的小帮手。可因为太过劳累，长期负重，加上严重营养不良，妈妈终于积劳成疾。

1978年冬天，她因子宫重度脱垂，必须马上手术。这是她人生第一次住院做手术。那时父亲还没放假。她让我替她给父亲写信，把她要做手术的消息告诉父亲。她说："问他回不回来嘛。"我照她的原话写了，她流着泪，嗔怪我不该这样写。"犹怜小儿女，不解忆长安"，10岁的我哪懂得她心里复杂的况味？

子宫脱垂手术是母亲人生的分水岭。她元气大伤，丧失了劳动力。母亲做手术的时候，父亲并没有回家照顾。寒假回来后，父母决定来年春节后举家前往成都生活。听到这个消息，我不禁欣喜若狂，感觉拨云见日。

1979年正月初四这天，四川盆地飘着少有的鹅毛大雪。我们一家人在风雪中踏上了去成都的旅程。直到坐上火车的那一刻，我才彻底放下心来，确信此事当真，不会有变故了。噩梦和恐惧终于要到头了！我感觉好像拿到了离开地狱的通行证，心想我再也不会回来了。我从来没有觉得我属于这个地方。

到了成都以后，在我的整个青少年时期，妈妈似乎没有一天不在生病，家庭生活围绕着她的看病、吃药。我的内心仍然紧张、不安，经常像惊弓之鸟一样，只是不再害怕鬼魂、鬼魅了。

我13岁那年，妈妈腹痛、便血数月，经常半夜三更起床去医院看急诊。父亲陪着她八方求诊，医生们说法不一，很长一段时间把她的病当成痔疮治疗。那时候没有CT、磁共振之类的检查手段，X光就是最高级的影像检查手段，只有少数大医院才有，照个X光都要找关系。

父亲的学生和朋友纷纷伸出援手，帮忙联系医生，用自行车、板车接送母亲看病。最后，父亲的一位学生介绍了成都东郊一家工厂职工医院的医生，他通过肛门指检，断定母亲患的是直肠癌。对于之前那些医生的诊断，我妈统统嗤之以鼻，觉得他们胡说八道，这位医生的诊断让她心悦诚服。

直到今天，癌症仍然是最让人恐怖的疾病之一，当时的人更是谈癌色变，得了癌症基本上就相当于判了死刑。

那是何等风雨如晦的日子啊！

又是经过父亲的学生、朋友帮忙，母亲住进了当时的川医（现华西医院）普外科。父亲在医院和家之间来回奔波，我从大人们张皇的神情和窃窃私语中感到事态很严重，却没有人想到和我说说什么情况。

发生这样的事情，大人怕吓着孩子，所以想保密。或许也是没想到需要给孩子说一声？殊不知孩子很敏感，因为未知而胡思乱想，想象往往比真实情况严重、离奇，造成更大的紧张、恐惧。我觉得我的世界要崩溃了。

母亲手术前一天晚上，父亲的学生昌群师哥找我谈话。逼仄的屋子里挤满了亲友，师哥把我叫到宿舍楼对面的小树林里。母亲的病很重，是癌症，马上要手术，可能凶多吉少，活不下来……"穷人的孩子早当家"，他要我好好学习，说这就是为父母排忧解难了。师哥的一番话带给我强烈的心灵震撼，我几乎一夜间长大了。

爸爸似乎不知道我知道妈妈得的是癌症。我想他那时候已经失了方寸。手术后，我妈想我，让爸带着我去医院。经过护士站的时候，我看见写有她名字的卡片上病名处标注的是 Ca。我不认识这个英文字，但马上意识到，这是癌症的英文缩写——这也是一种回避，显示了人们对癌症的恐惧吧。

手术之前，医生并不确定肿瘤是否恶性及占位情况。按说医生本来是不会把病情告诉患者本人的，但是我妈一开始就向医生要求要亲自了解全部情况，还严令我爸不许隐瞒真相。所以，主治医师肖路加先生没有避开她，她清楚病情。肖医生告诉我妈，术中可能发现需要改道，做结肠造口，以后大便会流进挂在身上的塑料口袋……与妈妈同病室的病友就是这样。这位阿姨有一个和我年龄相仿的女儿。她做了肠道改道手术后，她丈夫嫌弃她，都不来医院探望。传言他有了外遇，阿姨整天以泪洗面。我妈倾听，劝慰，也难免推人及己，生出兔死狐悲之感。

妈妈一直说她并不怕死，她很害怕万一需要改道怎么办。她难以想象那样活着的光景，别说别人会嫌弃，连自己都嫌脏。她觉得还不如死了算了。

可是，她不能死啊！她放心不下还未成年的我——当时哥哥已经考上了师范学校，毕业后就有一份教师工作，可以自食其力，"而且他还是男孩子"，所以，妈妈不怎么担心他。

那时父亲正当盛年，英俊又有才华。我妈认为她死之后父亲必定另娶。她担心后妈会虐待我，不让我读书受教育，甚至父亲都可能听信谗言，跟着嫌弃我……想到她死后我不测的人生，没人见处，她"把眼泪都哭干了"。

母亲的心都是一样的。我听很多濒临死亡、孩子未成年的母亲说过类似的话。我这一生只向上天发出过一次请求，那是在有了女儿以后，我祈求老天爷无论如何让我活到女儿18岁，之后哪一天让我死，我都没有意见。

所幸，妈妈的肿瘤发现得早，没有扩散、转移。肖医生技术高超，肿瘤切除彻底，不仅没有改道，术后也不用采取其他治疗措施。

切除了这个"猪心脏"般大小的祸患以后，妈妈的身体逐渐好起来，走出了她人生的至暗时刻。

然而，她终归是癌症患者，出院的时候医生要求定期复查。谁知道癌症会不会复发？所以，对妈妈身体状况、生命脆弱的担心，一直是笼罩我心灵的阴影。

当然，也是我奋发的动力——妈妈丧失了劳动力，没有工作，没有工资收入和公费医疗，老了以后也不会有退休金。我们一家大小全靠父亲一个人的薪水度日，家庭经济长期窘迫。就是在这种情况下，父母还要接济亲人，接待来成都看病的亲友，照顾他们的吃住。我是听着"养儿防老，积谷防饥"的教诲长大的。新时代，儿、女都一样。母亲从来没把我当女孩子养，对我和哥哥一视同仁。我立誓以后要照顾父母的老年，通过自己的努力让他们过上不虞匮乏、不拮据的日子。

三

求医不仅难在花钱,挂号、找到好的医生同样不易。为了给妈妈挂号、看病,爸爸常常很早起床。他不会骑自行车,当时公共交通又不发达,要走很远的路去医院。他的学生、朋友出手相助,我在感激的同时,也感到欠别人人情的压力。

我做梦也想不到,有一天我会去医院工作。1987年,20岁的我获得了四川省人民医院图书馆的工作。

20世纪80年代中后期,四川省人民医院是与华西医科大学附院(简称"川医",即现在的四川大学华西医院)齐名的大医院,科室门类齐全,在这里工作,意味着我可以方便地为妈妈找到最好的医疗资源,再也不用为给她看病发愁了。

两年后,我与本院普外科医生D先生结婚,这下家里就有了一位医生,他可以为妈妈的健康保驾护航。

作为医院图书馆的工作人员和医院的英语翻译,我如饥似渴地学习医学知识,加上很多亲友、亲友的亲友通过我求医问药,在帮助他们的过程中,我对看病、医疗有了很多的观察和体会。

很多病都可以治好。很多患者通过看门诊吃药或者住院治疗、手术,然后恢复健康和正常的生活。我真切感受到医生是疾病的抵御者、生命的守护者,对他们充满了敬意。1990年,我患了阑尾炎,经历了平生第一次手术。术后第三天,D先生用轮椅推着我回家,路遇副院长、眼科专家张国辉先生。他打趣说,这下你知道外科医生没什么了不起的吧,不就是开个刀,把坏的部位切掉吗?我说,不会啊,我觉得他们好厉害,医学好神奇!

然而,我也很快意识到医学的局限。那些年,我目睹了多位亲友和 D 先生的患者死去。在省医院这样的大医院，死人的事天天在发生。我经常碰到工人把尸体推往停尸房，上面盖着一层白布。正好 D 先生的实验室挨着停尸房，我天天都要经过那里。死亡是如此具体、切近。

在经过最初对医学的惊叹、拜服之后，我也从"内部人"的角度，了解到医疗中的一些问题，包括误诊、错误用药、手术失误等等，尤其刺激我、引起我强烈质疑和愤怒的，是向患者隐瞒病情。

医生通常不把真实病情告诉绝症患者，而是告诉家属，很多家属也瞒着患者，结果，患者常常是死到临头了，还抱着治愈的愿望和对康复的期待，最后在治疗中死去。由于不知道死之将至，当然也就谈不上安排后事、表达愿望、和亲人告别……我觉得他们死得很是"潦草"。

人生的结局就是这个样子吗？我觉得很可悲。我想如果我得了不治之症，我一定要知道诊断、治疗方案和预后，我一定不要死在治疗中、死在医院。我要把这个时间用来做我喜欢的事情，比方说，最后一次见想见的人，最后一次去想去的地方，最后一次吃想吃的东西，把未尽事宜安排好、交代好，不给亲人留下后患。

1989 年 1 月，我和 D 先生结婚。新婚之夜，我向他提出了两个要求："第一，如果移情别恋，请第一时间告诉我；第二，如果我患了绝症，请第一时间告诉我。"我认真地告诉他："如果这两件事你做不到，我会恨你，并且永远不会原谅。"

这两件事都是我极不希望发生的事，可我知道，谁也无法保证它们不发生。我只希望，一旦发生，及时让我知情。

知情为什么那么重要？

因为知情是决策的基础和前提，唯有知情才能自主决策，才体现个人的主体性。如果不了解情感和生死攸关的重大变故，或者得到的是虚假、扭曲的信息，以自主权、主体性为基础的自我就被架空了，不可避免地陷于被他人操控的可悲状态。在我看来，这不啻一个人对另一个人的侵略，是一个人可以对另一个人做的最可恶的事情之一。

死亡、善终研究发现，在绝症、临终医疗选择上，医生、家属和患者本人关心的重点并不一致，伴侣、儿女在为患者做医疗决策的时候，未必能够超越本位，真正把患者的福祉和最佳利益作为优先考虑。这是一个残酷的事实。如果关心自己的临终、死亡质量，一定要思考和解决这个问题。

四

在医院待得久了，见多了苦苦求生的患者，我从最初的同情、怜悯，到越来越觉得可怜、可悲。基于医疗有限与生命必死的认识，我觉得很多绝症患者是在跟上帝掰手腕子。

大约是 1990 年春天，长辈 H 叔叔因晚期胃癌住进了医院。D 先生是他的主治医生，很快为他安排了手术。打开腹腔后，癌细胞已经广泛扩散，无法下刀，稍微处理了一下就把肚子重新缝合了。外科医生用"开关"来描述这种情况。可患者不知道啊！他们以为开腹了、手术了，问题就解决了。

D 先生预计 H 叔叔还有一周左右的生命。这天下午我陪他女儿去病房看他，她一个劲地鼓励父亲坚持治疗，病好了就可以回家了。

好个弥天大谎！

我当然知道她的本意是好的，她担心父亲知道病情后有压力，产生绝望情绪，加速死亡。这种思考方式和做法在我们的社会仍然很普遍，并被视为一种爱和策略。

开始的时候，我对医生和家属的这种"欺骗"持理解的态度，但逐渐意识到谎言就是谎言。我不认同所谓"善意的谎言"。就患者被剥夺知情权，因而没有医疗决策依据，丧失了对自身生死主宰的结果而言，谎言的后果是一样的！

这样的情况也可能发生在自己身上。当晚我睡得很不踏实。午夜梦回，窗外刮着风，春雨打在地上还未腐烂的梧桐树叶上，发出噗噗的声响。我悲从中来，对着黑暗的虚空，狠狠地发下誓言：生不能由我，死一定得由我！

如何可以主宰自己的生死，在生命的尽头不要陷入那样无知、被动、无助的境地，是我长时间苦苦思索的问题。

也是在同一年，我和D先生组织翻译出版了加州大学旧金山分校急诊学教授迈克尔·丁·卡拉汉主编的《现代急诊医学治疗手册》。这本书涵盖几乎所有医学门类，字数200万，反映了当时美国急诊医学的最新成果。我承担了包括临终关怀在内部分章节的翻译，对于如何处理绝症、临终和死亡，获得了全新的知见。我觉得临终关怀才是管理临终最好的方法。之后我和D先生梦想创办一所临终关怀医院，终因难度太大，努力数年未果，放弃了。

五

1993年，在医院工作5年之后，我厌倦了按部就班、一周6

天的工作方式，怀着女儿考上了硕士研究生。1996 年研究生毕业后，如愿做了大学英语老师。与此同时，我的婚姻狠狠地撞上了礁石。

在人生晦暗时候，我认真思考过死亡和自杀的问题，还和友人小茜一遍又一遍地讨论怎样的死法最好。她希望死得浪漫，我希望死得安宁。我们都希望自主死亡。

哲人说，思考死其实就是学习生。在心理上一遍遍演练过死亡之后，我反而变得豁然开朗。"人身难得"，放弃生命是轻而易举的事情。另一方面，既然死都不怕，活下去有什么难的？

在心理上走过死亡历程后，有了死而复生的真切感觉。从此，我以全新的眼光看待人生，更积极、热烈地投入生活，成长自己。

人到中年，出于对生命短暂、生命随时可能戛然而止的紧迫感，基于对快乐、幸福的理解，我重新规划了我的人生。

2010 年，我结束了第一段婚姻，两年后与英裔美国人、汉学家白亚仁先生喜结连理。2013 年，在 45 岁时，我辞去了教职，成了一个完全的自由人，之后每年差不多一半的时间在美国生活。

自由的美妙之处在于，我可以什么都不做，也可以做我喜欢的事情。我重新捡起搁置多年的写作和翻译，并把衰老、绝症、临终和死亡作为主要的板块之一——另一个主要板块是关系、沟通，尤其是养育、亲子关系、夫妻关系，以及心理障碍、人生幸福。

衰老、临终和死亡既是我未来会遇到的问题，也是我作为女儿需要为父母考虑的现实问题。我希望为自己的老、病、死做好准备，在父母的晚年和生命末期为他们提供更好的照顾，帮助他们善终。

2015 年，由我翻译的阿图·葛文德医生的《最好的告别》中文版出版，迅速成为畅销书，在公众中引起热烈而持久的反响。

身为临床医生，阿图对当代医学处理衰老、绝症、临终的做法有痛切的反思，认为当代医疗辜负了老人，在管理和处理临终、死亡方面更是彻底失败。

这本书把老人、绝症患者和临终者的主体性、生存质量和死亡质量问题带入公众视野。我觉得与作者"心有灵犀"。

在当代医疗条件下如何实现善终？这是一个事关每个人、每个家庭的重大主题。

《最好的告别》之后，我又翻译了另外两本谈临终、死亡管理的图书：英国资深安宁疗护专家凯瑟琳·曼尼克斯撰写的《好好告别》，美国死亡研究者凯蒂·巴特勒的《善终的艺术》。两位作者与阿图医生的价值观一脉相承，都在谈如何避免过度治疗、医疗化死亡，如何恢复死亡的精神性、人性，保持临终者的尊严。

除了翻译，我也把养老、临终和死亡作为自己研究、咨询和写作的一个重要板块，撰写了多篇文章，做了几十场演讲、访谈。

2016 年，婆母在美国去世。2019 年，我在中国送别了母亲。2020 年 10 月，一向身体健康的父亲也病倒了，最终陷入了令我痛心疾首的医疗化临终过程，至今还未解脱。

作为媳妇、女儿，我在美国和中国亲自参与了三位老人的衰老、患病、临终和死亡的过程，从他们的经历中，从对他们的照顾和医疗决策中，我获得了经验与教训、启发与警醒。我也参与了数以百计个人和家庭的临终医疗决策，非常具体地了解很多故事。

终于，我觉得时机成熟了，有条件为读者撰写一本谈临终、死亡、送终的书，分享我在中西方的观察、经验、研究与思考。

我在讨论临终和死亡的时候有中西方不同文化的视角，有作为未来临终者、子女和死亡心理文化研究者、咨询师的多重身份。我的很多思考、观点、做法可能具有"冒犯"性。我无意批判什么、臧否什么，唯真诚希望丰富思考、讨论，促进和改善临终、死亡质量。

善终、死亡质量是评价一国国民生活水平、幸福指数的一个重要指标。据 2005 年英国经济学人智库发布的报告，在 80 多个受调查的国家中，我国的死亡质量排在第 72 位。经过这些年的努力，情况有所改善。2022 年 1 月，美国临终关怀与姑息医学会、美国国家临终关怀与安宁疗护组织的官方期刊《疼痛与症状管理》发布《2021 年全球死亡质量专家评估的跨国比较》，报告显示，我国的死亡质量位居第 53 位。相比如今我国世界第二大经济体的地位，我们的死亡质量仍然有很大的改善空间。

死亡是人生最后一环。这个阶段如果处理不好，没有修正的机会，会是永久的遗憾，实在值得认真思考，做好决策和管理。

本书讨论了与善终有关的 15 个主题。除了我自己家庭的故事，书中还有多个我经手的案例。案例都是真实的。出于保护当事人隐私的目的，案主姓名一概做了化名处理，并隐藏了背景信息。基于同样的原因，我也隐去了相关医疗机构的名字。

本书是主题式写作，各个部分之间不是递进关系，可以单独阅读。

以上是本书的序言。

第一部分

临终抉择：生还是死？

- 了解医疗化死亡和自然化死亡，它们互有利弊

- 面对亲人临终，"别人会怎么说"不重要

- 不要追求"为了活着而活着"，应该关心生活和死亡的质量

- 了解临终关怀、安宁疗护以及"尊严死"

- 关于临终救治，是否大部分人本质上都希望"好好活，快快死"？

- 医生自己会选择如何死去？

- 学会谈论死亡，开始"艰难的谈话"

一　死亡的新面孔

2020 年美国西部时间 10 月 23 日下午 7 点半（北京时间 10 月 24 日上午 11 点半），我正要动身去洛杉矶国际机场，哥哥发来了微信视频。父亲继续高烧不退，水米不进。他和童哥试图撬开父亲的嘴，给他喂饭、喂水，老人家惊恐万状，双眼圆睁，嘴巴紧闭，喂不进去。

两天前，父亲才在本市一家著名教学医院的神经内科住院 20 天回家。出院当晚他就发烧了，体温超过 39℃。因为新冠疫情，所有医院都实施严格的防控政策，就诊前需要先做核酸检测，非常不方便。哥哥想着先观察一下，当晚请了一位医生朋友到家里为父亲治疗。治疗后，体温有所下降，可今天又回升了。

父亲是自己走着去医院的，出院的时候，已经丧失了行走能力，由童哥背上背下。住院没有改善他的任何状态，各方面的情况反而严重恶化了。住院前一天，9 月 30 日，我和他视频的时候，他还可以交谈。晚上表妹晓玲夫妻、表弟玉光他们还请他吃了火锅。席间他话不多，但表情喜悦，食量如常。在医院的三周，他越来越糊涂，逐渐丧失了交流能力，体重减轻了 5 公斤。

他的病房里住着男男女女 8 个患者，加上各自的陪护，小小空间里共有 16 个人同住。父亲发烧之后，童哥才告诉我，有几个患者和陪护都得了肺炎。

父亲会不会遭遇了院内感染？他的症状很像肺炎。

《善终的艺术》作者凯蒂·巴特勒提醒读者，不要轻易送老年人住院，一是容易遭遇院内感染，另外，卧床不动，每天丢失 5% 的肌肉。老年人在一个新的环境下也容易糊涂。这些情况在父亲身上都应验了。高科技检查带给他极大的惊吓。做 CT 检查的时候，他脸都吓白了。他极力抗拒做头部 MRI 检查，好不容易躺下了，却无法安静地躺着，以致检查无法进行，只好取消。

他应该是本能地觉得不安全。

可怜的老父亲！

老年人住院也容易发生用药错误。父亲遭遇过这个问题吗？我不确定。我无从了解他的病情、治疗方案和用药，屡次问童哥，童哥也不清楚。我在视频中看父亲一天比一天糊涂、消瘦，一再通过童哥联系主治医生，请求视频或者电话交谈，医生都以保护患者隐私为由拒绝了。

我的爱人亚仁很不理解。按他美国人的观念，医生不是应该主动向患者家属通报情况吗？

这是我们的一个重大教训。把年老的父母送到医院，一定要密切关注情况变化。老人可能无法表达自己的痛苦、恐惧，需要有人保护、代言。

我必须承认，抛开客观原因不说，作为监护人，我们子女对父亲是有所失职的。我们了解情况不够，对他保护不力，让他在那里待得太久。

考虑到此前的住院经历不好，我和哥哥决定放弃那家著名的医院，选择去一家市级医院的老年科。母亲去世之前长期住在这里，最后是在这里离世的。我们和医生、护士相互熟悉，沟通相对容易。这里的住院条件也好很多，父亲可以单独住一个房间。

父亲一向身体硬朗。1980年春天他外出开会时不慎滑倒，摔破了左膝髌骨，住过一次院，此后几十年，他从来没有生过什么大病。他有前列腺肥大、增生的问题，但这个问题在男性老人中很普遍，并无大碍。他长年伏案工作，竟然连个腰、颈疼痛都没有，偶尔有个感冒发烧头疼脑热，在药店买点儿药吃吃就好了。尤其难得他心态特别好，淡泊名利，与世无争，随时都是乐呵呵、笑嘻嘻的，外表看上去像七十来岁的人。他生活习惯特别好，一年到头雷打不动每天早晚去校园和体育场散步、跑步，上一次住院之前十多天，他还告诉我，他跑步的速度超过了很多年轻人和中年人，得到很多的羡慕和赞叹。

无论是他自己，还是我们家人、亲友、邻居，都觉得他再活个十年八年不成问题。他还有宏伟的写作计划，有几部书稿想要完成。前两年母亲住院，他每天去医院陪伴，停止了研究、写作。母亲去世后，他雄心勃勃想着安心做学问，把耽搁的时间补回来。

我以为父亲只是重感冒伴咽喉肿痛、口舌疱疹，顶多是个肺炎，去医院输几天液就好了。可能等不到我在广州两周集中隔离结束，他就已经出院了。等我回去，他又可以像过去那样，住到我家里来。我盼望着我们父女又可以愉快地共同生活几个月。

2019年底离开成都的时候，我想着像平常一样，过个两三个月就回去陪父亲，不料2020年初爆发的新冠疫情导致国际旅行障碍，我4月和7月两次回国的航班都被取消了。那段时间，父亲严格遵守防疫规定，足不出户，停止了锻炼，中断了社交。他的认知能力快速退化，逐渐连字也不会写、不认识了。我不明白发生了什么，真是忧心如焚。这下终于可以成行，可以回去陪在他身边了。

我想一切都会好的，大不了他就是老年失智，患了认知障碍，不能做学问了，只要他身体健康，能吃饭、能行动就好。我做好了照顾他的准备。

我把事情想得太简单了。

北京时间10月25日早晨我到达了广州隔离酒店。上午10点左右，刚安顿下来就接到医生的电话，询问是否同意给父亲插胃管。我大吃一惊。怎么了？为什么要插胃管？

年轻的男医生说父亲不能吞食，插胃管是为了增强营养，抵抗感染。

静脉输入不行吗？

不行。

插管的过程会不会很痛苦？

不痛苦。

是永久性措施还是临时性措施？

临时性措施。

得到上述回答，我稍感放心。

且不说我多么希望见到父亲，毕竟他才刚刚生病，而且他身体基础那么好，怎么说也要给他一个治疗机会啊！

其实，他当时已经处于临终状态，接近死亡了。

回想起来，更早的时候，在上一次住院之前几天，一段时间以来晨昏颠倒的父亲已经意识到自己到了生命终点了。那些天他常做噩梦。一天半夜，他来到童哥卧室，把一向藏得严严实实的钱包交给童哥，神情凄然地说："给你，我不需要了。"

童哥说老人家像交代后事一样，他难过得流下了眼泪。

还有更多的死亡征兆。他每天仍然坐在书桌面前，却一个字也没写，一页书也没有真正地看，其至连他几十年每晚必看的《新闻联播》《海峡两岸》节目也不看了。我问他为什么不看，他说看不懂。

我以为他患上了阿尔茨海默病。父亲的哥哥、我的三爸就是阿尔茨海默病患者。9 月 30 日，三爸的女儿、我的堂姐探望父亲后告诉我，父亲的情况和三爸当年一模一样。她肯定地说，父亲就是"老年痴呆"。那段时间我在美国做志愿服务的 AgingNext 正在讨论阿尔茨海默病患者的陪伴问题，根据我的知识和研究，我也觉得父亲表现出典型的阿尔茨海默病症状。阿尔茨海默病也叫"认知症"，目前全世界医疗界对此都束手无策，没有医治的办法。

阿尔茨海默病是伴随老年而至的认知能力退化，人群发病率很高，是像癌症一样的绝症，其至比很多癌症还难以治疗。父亲的状况算是好的，至少他情绪稳定，不像一些老人情绪焦躁，并且吼叫、骂人。如果他只是阿尔茨海默病，我并不很担心。

如果当初不送他去神经科住院，不经历在医院的各种折腾、惊吓，情况会不会不一样？凯蒂·巴特勒指出，即使对身强力壮的年轻人来说，医院也不只是令人不舒服而已，"它也是危险之地"。据统计，每年有超过 25 万美国人死于医疗失误，如院内感染和药物混用。这类错误构成美国人的第三大死亡原因，体弱的人不太可能活下来。

住院、求医也有加剧病情、导致疾病的危险？一般很少有人有这样的意识。

时光无法倒流，历史不能假设。此刻，我快速在大脑里进行了一番权衡。

我感到别无选择，唯有插管一途。我表示了同意。哥哥和我意见一致。

事后，在现场目睹了插管过程的二表姐素珍告诉我，父亲殊死抗拒，四个护士摁住他的四肢，花了一个多小时，累出一身大汗，才把胃管安好。我听得心尖颤抖。这是怎样的折磨？他该是多么地绝望、恐惧？我情不自禁地想，如果我妈还在，她会怎样决定？给父亲插管，让他经受这样酷刑般的痛苦，她的在天之灵会不会怪我们？

我妈干练、有主见。她比父亲年长，从来以他的保护者自居。她去世之前对我和哥哥说，她在世上已经没有任何牵挂，唯一放心不下父亲。但她相信我们兄妹会照顾好他，因此她没什么担心的。

在父亲的照顾和安排上，我不仅有自己作为女儿的一份责任，还会考虑对母亲的承诺。"受人之托，忠人之事"，我接受了她的嘱托，对她要有交代。

母亲生前身体健康的时候，年复一年、多次严词交代我们兄妹，她不能说话、表态时，绝对不要同意为她插胃管。她说这话的时候，父亲在场，但他没有做同样的表态。

我相信，眼前情形下，如果我妈还在，她也会同意插胃管的。

不过，想到父亲遭受的折磨，我还是很难受。我和哥哥约定到此为止，不再接受其他创伤性救治措施，实在留不住，就让老人家安然逝去。

这是父亲最后一次抗拒治疗。自此以后，医生、护士对他施加任何措施，他都听之任之，再无反抗。

3

插管带来的心理震荡刚刚平息，第二天上午9点半，医院又下达了"病危通知书"。我大感意外。父亲到底出了什么问题？他的病情怎么一下子变得这样严重？！我恨不得一步到他身边！可此时我在集中隔离中，一步都不能离开房间。踏出房间一步，就要重新开始隔离。

10月27日早晨，我和父亲视频，他插着鼻饲管，不能说话，但从眼神和表情看，他似乎认识我。我告诉他我正在努力赶回他身边，感觉他听懂了，似乎想点头。

这一天，多位亲友前往医院探视父亲，每个人都告诉他，他的女儿正在回来的路上。女友们说，父亲用眼神探寻她们的脸，好像想从她们身上看到我；他用力紧握她们的手，好像她们是我。

每个人都鼓励他坚强、坚持，一定要等着我回去。

自从母亲去世以后，我当然地承担起老父亲保护者的角色——哥哥也是如此。此时，在他最脆弱无助、最需要我的时候，我却不在他身边！

自从进了医院，父亲就踏上了"现代医疗传送带"，身不由己往前走，再也停不下来。

28 日上午 10 点过，医院给出了新的意见：转 ICU，或者转脑外科做开颅手术。我和哥哥断然否决了做手术的选项。之前那家医院脑外科专家认为以父亲的年龄和身体状况，开颅手术风险太大，不建议。

不做开颅手术是我们的底线。

送 ICU 吗？

又一个艰难的决定！

母亲生前嘱咐我们，在她不能就自己的医疗决策表态时，一定不可以送她进 ICU。父亲没做相同表态。

如果母亲还在，她会同意父亲进 ICU 吗？

举棋不定之际，我紧急咨询了西安的医生友人王浩。王医生急人所急，主动提出要不等一下，他乘坐次日的动车到成都探望父亲，帮我们评估一下状况再做决定。

到了这一步，我开始接受父亲可能不会好起来，甚至等不到我回去的可能，并着手安排他的后事。友人陈薪和何盼毫不忌讳，替我为他置办寿衣及鞋、帽等各样身后穿戴的物品。画家梁焰先生为父亲画了一幅水彩肖像留作纪念。朋友们不肯收取费用，说为老人家备办的物品是送给老人家的礼物。如此深情厚谊，我深深地感动。

到了下午，哥哥告知，重症专家做了会诊，仍然建议把老人家转到 ICU，以防一口痰上来，抢救不及。专家说，转到 ICU 可保两个星期生命无碍——医生们也是考虑到我还没到，维持父亲生命两周，可以让我们父女最后见一面。

怎么办？在"医疗传送带"上再进一步？

要不然，他很可能等不到我回去见最后一面。对我来说，这倒不是最重要的。实在见不到，我可以接受。可医生说父亲处于悬崖边上，拉一把还有一线生机。既然如此，怎么可以剥夺他的治疗机会？

亲人临终，医生提出还可以采取进一步的措施，那就是救命稻草，家属往往难以拒绝。

我和哥哥接受建议，同意父亲转 ICU，但要求不采取任何有创治疗措施。

我可以接受父亲等不到我回去见最后一面，但是，确定他可以等到我回去，我还是更开心。

我想，父亲也会愿意为我再多承受一些日子的痛苦，我们父女一场，情深意重，他一定要见了我才走。这是一个执念，说不定也是一个机会？

在类似情况下，很多家属都难免抱有这样的幻想。这也是"医疗传送带"停不下来的原因。

父亲在 ICU 的情况如何？有好转吗？自从他去了 ICU，一整天我心里都在记挂着。

下午 4 点是 ICU 开放家属探视的时间。哥哥准点到达。父亲情况依然危急，没有改善。

我心里进一步做着父亲在我赶回之前去世的准备。倒时差加上挂念父亲，夜间睡不着的时候，我在心里为他构思了一篇祭文，回忆他的一生，他的为人为学，以及我们父女几十年的相处、互动，颇多趣味。

从小到大，无论我多么淘气，犯怎样的错误，父亲从来没有对我说过一句重话，更没有打骂过我。我甚至不记得他对我摆过脸色。

小学的时候，有次数学考试正值端午，难得父亲和哥哥在家。上午考试，下午妈妈让我和哥哥去给外婆"送节"——按照家乡的习俗，内容包括粽子、咸蛋、腊肉、苋菜。想着要去外婆家，我人在教室里，心早就飞了，匆匆做完试卷，旋风似的跑了。乐极生悲。第二天拿到卷子一看，55分，顿时成了霜打的茄子——蔫了、傻了。父亲看到我的考试成绩，以夸张的语气说："老师也太小气了，给我幺女这点分！"

他总是这样，任何时候我考不好，他从不教训我。他对我是彻底放手，真正的无条件接纳。

初一年级吧，父亲的学生起跃哥和同学们去西安秦始皇陵博物馆实习，回来的时候给父母送来一包大红枣。那是我第一次见到大红枣。我妈把枣放进书橱，大概是准备等到什么节日或者特殊的日子，用来炖鸡、炖猪蹄。我等不及，趁着家里没人的时候，隔三岔五偷吃几颗，等父母发现时，已经只剩14颗了。好紧张啊！结果父亲仍是笑着用夸张的语气说："这起跃也太笑人了，大老远给老师带14颗枣！"

几十年相处，往事历历在目，我在回忆中一边流泪，一边也不禁失笑……我觉得就算来不及在他生前再见，无论是他作为父亲之于我，还是我作为女儿之于他，都会为这一生有彼此感到相当幸福。我甚至想到，一场世俗的葬礼之外，我要给他办一个追思会，邀请替我照顾他、关心他的各方亲友参加，把陪老、养老、善终等主题结合进去，搞一场研讨会……

30 日下午，哥哥传来了好消息。治疗开始见效，老人家情况有所好转，气色好了些，声音也洪亮了一些。

原来，他的肺炎是真菌和霉菌感染所致，针对性的抗菌治疗产生了效果。

我确信父亲是在之前住院期间遭遇了院内感染。

我和哥哥是父亲的医疗决策代言人。医疗决策代言人往往面临两难境地：既怕过早放弃，导致亲人失去本可以延长的生命；又怕过于积极，不必要地延长临终的痛苦和折磨。

母亲早在健康时就明确了她不要哪些医疗措施，包括不进ICU、不要鼻饲、不戴呼吸机……为她做医疗决策比较容易。而且，在最后几天昏迷之前，她一直头脑清醒，思维不乱，没有交流障碍，可以表达接受或者拒绝哪些医疗护理措施。

父亲在健康、清醒时没有明确交代要或不要哪些医疗措施。更麻烦的是，颅内病变导致他认知和语言障碍，无法跟他进行有意义的交流。所以，无论是插胃管还是去 ICU，为他做决定我都很害怕得不偿失，因为这两个举措其实都带来了不小的痛苦。

我不确定如果我在他身边，我是不是还会同意这些措施。

当然，我也不确定，哥哥会做怎样的选择。

实际情况是，我当时不在父亲身边，所有人，包括医生，在采取维持生命的措施时，都把这一点作为重要的考量，鼓励他为了见我，要努力好起来，为了见我，要为他采取延续生命的措施。

如果父亲在健康时对自己的临终医疗偏好有明确的交代就好了！这是父亲留给我们的一个深刻教训。

在临终者没有就临终医疗偏好做出预先交代的情况下，家人往往宁愿为他们安排延长生命的医疗措施，他们更可能在"医疗传送带"上走到终点，更可能遭受过度治疗，从而不必要地延长临终和死亡过程。这在全世界都一样，对于改善死亡质量，是一个需要解决的课题。

看到治疗有了积极的效果，我心里轻松了很多。我以为进程扭转，幻想情况逐渐好起来。

然而，治疗并非一帆风顺。31 日，父亲没有延续前一天的良好态势，病情有反复，精神状态不好。不过，哥哥把手机放到他耳朵边，我叫"爸爸"的时候，他一下子来了精神，眼睛睁得大大的，循着声音张望，显现出精光、神采。

显然，他听出了我的声音。

亲情的力量如此强大，几天没他睁眼了，看到他的反应，我对他的康复又燃起希望。

11 月 1 日，哥哥开会，由童哥去 ICU 探望。

老人家情况比昨天好，体力也有所恢复，在没有很强意识和自控力的情况下，他的肢体动作比较多，为了避免他扯掉连在身上的管线，护士把他的手脚都给绑了起来。

见此情景，我的心顿时抽搐了一下。唉。

童哥从 2019 年 9 月 1 日开始担任爸爸的陪护。他是姨妈的女婿、二表姐素珍的丈夫。三十多年来，他和父母及我们兄妹都建立了很深的感情和信任，所以，我们才会委托他照顾父亲。一年多来，爸爸已经形成了对他的依恋，如今虽然意识不很清楚，但童哥的存在对他还是有情感意义和支撑效果的。

一个人在 ICU 是很孤单的。他会感到害怕吗？见到童哥，爸爸情绪高涨，然而 ICU 不容久留，探视时间超时了，童哥实在不能不走了，爸爸的情绪顿时黯淡起来。

如果要活着，就要忍受治疗的折磨，还有孤独、恐惧之类的精神痛苦。如果治疗能够恢复健康，恢复正常生活，付出倒也值得，可今天童哥才第一次明确告诉我，医生断言，爸爸可能不会再恢复说话、进食和行动的能力了。

我这才真正意识到父亲的病情已经到了这一步！

果真如此，他逃过这一劫后，接下来要考虑是否继续靠医疗延续生命的问题。

好一个揪心的决定！

这种情况下该何去何从，"无论如何活着"，还是顺其自然？

我决定等回去以后，再和家人一起商量。

好在我们家人都理性、务实，在生死问题上豁达、超脱，我想我们做决定只有一个考量：怎样真正对父亲最好？

之后几天，治疗生效，父亲情况渐趋稳定。到了 7 日，他的肺部感染基本控制下来了，可肝功能又不好了。治疗在解决问题的同时，也会制造新的问题，搞得家属的心情像过山车一样，时时提心吊胆。

终于挨到 11 月 8 日隔离期满。我到广州当天就买好了 8 日上午回成都的机票，如果航班正点，我应该赶得及在下午 4 点探视父亲——结果航班延误，到达成都的时候已经下午 5 点多，ICU 探视时间早结束了。我只好耐着性子，再等一天。

9 日下午，晓玲妹妹陪着我早早来到 ICU 门口。我排在第一位，探视时间一到，第一个进入 ICU。护士显然知道我们家的情况，我报上父亲和我的姓名后，她的脸上露出"你终于来了"的神情，热情地指导我换防护服，戴上帽子、口罩，然后领着我来到父亲病床边。

父亲已经完全变形了。我心里泛起一阵酸楚。我不能任由情绪泛滥，连忙止住了，把情绪调整到正常状态。我握着他的手，像平常一样，微笑叫他，告诉他我回来了。我把旅途中的事讲给他听，报告我女儿的情况，转达女儿和亚仁的问候，说我会一直陪着他。

老父亲喉头里答应，眼神表示理解，很欣慰的样子。我给他按摩，摸他的头，摩挲他的眉毛、耳垂。我跟护士讲他的辉煌经历，希望以此增加她们对他的了解，对他的关照更耐心细致一些，也希望他听见后为自己感到自豪，内心情绪积极一些。

他身体不舒服，痰多，因为张着嘴呼吸，整个舌面布满了厚厚的痂。三位年轻的护士配合着给他吸痰，用湿棉签给他清洗口腔，用夹子夹舌面上的痂。她们下手很轻，可还是把他的舌头拉伤了，血流了出来。我在一边心疼得不行，小腿肌肉阵阵收缩，这是怎样的折磨啊？！他却没任何反应。他已经完全没有感觉了。

探视结束后，ICU 的主管医生接待了我。我终于亲耳听见父亲的真实情况。医生明确告诉我，父亲已进入临终状态，病情没有逆转的可能，眼下的情况就是最好的情况，不会好起来了。ICU已经控制了感染，稳定了生命体征，提供不了更多的帮助。他建议把父亲转到普通病房，方便家属探视，以免孤独。

我感谢他提供了如此具体、真实的情况，赞同把父亲转到普通病房。

晓玲和童哥在 ICU 门口等我出来。他们以为我进去会哭得稀里哗啦。

没有。

我对 ICU 不陌生。整个情景的确令人揪心，但这是我们权衡之后的选择。我有心理准备。有得必有失。所有折磨、痛苦都是活着的代价。

医院提供了有效的救治，我总算见到了活着的父亲。

不能不感慨现代医疗维持生命的能力。我对医生、护士心怀感激。

5

第二天，父亲回到了老年病房。

他才从死亡线上回来。我们父女也分别 10 个月了。我需要先陪陪他。

我还是抱有一丝幻想——万一发生奇迹呢？

我希望接下来的治疗可以让他拔掉胃管，恢复自主进食、说话和行动的能力。

几天后，心理学者陆晓娅老师路过成都，我与她见面交谈。晓娅不久前才送别了患阿尔茨海默病的母亲，刚刚出版了《给妈妈当妈妈》一书，讲述她陪伴母亲直到送别母亲的历程。她长期关注临终和死亡问题，还在大学开设了"影像中的生死学"课程。

晓娅已经通过我的文章和微信朋友圈大致了解了父亲的病况，她关心地问及下一步做何打算。我告诉她准备再观察一段时间，如果情况果真不可逆转，考虑拔除胃管，免得老父亲不死不活地吊着命。晓娅说："安上去容易，拔掉就不那么容易了。"我微笑未语，心想，别的家庭可能是这样，我们家不会有这个问题。

母亲在世的时候，死亡是我们家人常常讨论的话题。父母对死亡都很超脱，没有畏惧，持完全接受的态度。前两年，父亲因前列腺肥大的问题，我陪他去医院做 MRI 检查，等候期间，我们父女俩唯一一次单独谈到了绝症、死亡的问题。当时他大约想到了最坏的结果，谁知是不是前列腺癌呢？他豪迈地说，治不好的病就不治，自己也是高寿的人了，该死就死。他还说，一个人只要有儿女，就不会真正地死亡。他说话的声音很大，引来了病友和陪护好奇的眼光。

我一直很钦佩父母面对死亡的超然、豁达。他们对待死亡的态度，至亲也都了解。哥哥也是把生死看得很开的人，素来理性、平和，通情达理。我觉得我们兄妹对临终医疗有基本共识，很容易沟通。

无论如何，我准备观察一段时间，视情况如何再做打算。

我每天到医院陪伴父亲。一周过去了、10 天过去了……两周后，他的情况没有任何好转，反应水平还降低了。一天天他就那样躺在床上，形容枯槁，不声不响，不吃不喝。有时候他睁着眼睛，呼叫他，他的目光会转向声音的方向，握他的手，他会紧紧地抓着。此外没有更多的反应，基本处于无意识状态。

他下身插着尿管，鼻孔里插着胃管，一只手臂上输着液体，另一只手臂上套着监护仪袖带，一直大张着、从不合上的嘴上盖着湿润的纱布。护士时不时过来给他吸痰、清洗口腔。护士把吸痰的管子插进喉头，那会多不舒服啊！他完全任人摆布，没有反应，不会抵抗。

我逐渐意识到，这不是在治疗疾病、延长生命，而是在拖延死亡、延长折磨。我们让父亲陷入了医疗化临终。

医疗化临终延长了临终、死亡过程，改变了传统的自然死亡方式，有死亡研究者称之为"临终、死亡的新面孔"。

越来越多的老人在生命的尽头接受这样延续生命的治疗。就在父亲插管的同时，有多位亲友的父母也在经历同样"通往死亡的现代仪式"，更多亲友的父母死前经历过同样的历程。

一般人不了解别人或者别人的父母、亲人经历的死亡过程，也很少有人披露和回忆这些事情，亲人去世后，即便他们在心里后悔、自责、悲伤、恐惧，后来者并不知道具体情况如何。我们的社会对医疗化死亡的残酷缺少了解和有意义的讨论，这也是我愿意如实分享我家故事的原因。

不久前，友人美美在母亲去世以后，撰文讲述了她母亲最后阶段的医疗情况和身体反应。这样真实、有反思的文章很少见。征得她的同意，我在这里转述她母亲的死亡过程。

美美的妈妈是一位退休小学老师，育有美美和她的哥哥、姐姐三个子女。他们的父亲已经去世多年了，母亲晚年患了阿尔茨海默病，长期生活在养老院。像我父亲一样，老妈妈在某一天突然失去了吞咽能力，医生告知唯有插胃管、鼻饲才能维持生命。

美美对生死问题素有思考，早就熟读《最好的告别》，她在文章中说这本书带给她很大的启发，她在理念上反对过度治疗。

知易行难。理念不一定可以转化为行动。美美自述，看到病床上的母亲"眼神清亮无辜，呼吸依然稳定，我和哥哥姐姐觉得这是一个鲜活的生命，没有办法说放弃"，于是"我们用了所有子女都会毫不犹豫做出的决定，为她插了管，开始延续妈妈毫无质量、饱受折磨的生命长度的第一步"。

此后一年的时间里，老人家"失智失能，无法与子女做任何情感交流，全瘫在床，蜷缩在那里，一动不动"。

因为长期插管，身体内部感染、发炎，造成反复发烧、咯痰、呼吸不畅，打针、输液，接受各种治疗。陪护阿姨反映，老人家夜间叫唤得厉害，肯定感觉很痛。她写道："妈妈在我们所谓的孝心中每月换管，每周打针、吃药，流质鼻饲维持生命。其中痛苦，我没资格感同身受。"

去世前两个月，老人家脚趾开始发黑、溃烂。面对这种情况，美美姐妹俩没有放手，让老人家离开。她们"赶紧把母亲送到医院，全力救治。双手输液输肿了，输不进去，于是在颈部手术插管输液"。

是的，看到亲人临终，我们绝大多数人的反应都是救治、救治。有几个人有放手、终止治疗的意识？有几个人做得到？可是，我们没有考虑亲人活着的代价。我们自己没有承受代价。

美美说，老母亲日夜呻吟，"她的腿部已经溃烂，右脚脚趾如黑色的火柴棍，露出枯骨，惨不忍睹"。

见此情景，美美和姐姐商量不能感情用事，不能过度治疗，加重痛苦。可是，当医生提出颈部植输液管的地方已经瘀堵，建议在腿部手术安置输液管时，情感又占了上风。她同意了手术，只是请求医生不要在腿部手术，以免老人不能翻身。应美美要求，医生再次在老人颈部实施了手术。手术当晚，手术部位流血不止，只好取下管子……经历了一年的医疗（折磨）后，老人去世了。

她终于解脱了。

一年半过去了，我父亲还在继续等待中。我和亚仁都觉得无比同情父亲。有天晚上，他做了一个梦，梦中父亲问道："我可以死了吗？"

早起说到这个梦，我们都深深地叹息，感到深深的无奈*。

---

* 2022 年 10 月 22 日，我父亲在住院整两年后去世。

二　临终、死亡模式的变迁

20 世纪以前漫长的人类历史上，人类抵抗疾病和死亡的能力非常有限，以效果而言，医学曾经与巫术差不多。在前现代时期，一旦受伤、染疾，能否活下来，主要靠运气。婴幼儿、儿童、青少年、青壮年、中年时期就死亡的情况很普遍，人类的平均寿命一直处于很低的水平。

1800 年的时候，人类平均寿命只有 37 岁，大多数人都活不到老年。1850 年是个转折点，医学的进步使得人类平均寿命迅速上升。20 世纪 70 年代，欧洲人的平均寿命增加了 30 多岁。中国人平均寿命大幅提升的时间比欧洲要晚几十年。有学者估计，1949 年中国人的平均寿命只有 35 岁，之后几十年，尤其是 20 世纪 70 年代中期以后，这个数字不断攀升，近年已经达到了七十七八岁。

20 世纪是人类平均寿命增长最多的时代，这个数字还在继续上升。人类在当代已经瓦解了"人生七十古来稀"的古老断言，如今在世的人大多都可以活到老年，活够一个生命周期。

20 世纪中期以前，人类主要死于急性、感染性疾病和致命的外伤。那时候，人们从临终到死亡的过程很短，往往仅持续几小时、几天，持续几周的人不多，累月经年的情况很罕见。有死亡研究者形容那时的临终是"与死亡的偶遇"。

临终的时候，人们不是被送往医院，而是待在家里，在熟悉的环境下，躺在自己的床上，在亲人的陪伴和照顾下死去。

前现代时期，人类的死亡方式都差不多，其特点可以说是顺其自然，也可以说是听天由命。

在我的祖父母辈中，爷爷、奶奶和外公都死于"三年困难时期"。外婆也得了肿病，在鬼门关前走了一遭，幸而熬了过来。她生于1908 年，于 2006 年 9 月去世，享年 98 岁。她的死亡可以说是自然死亡的完美例子。

她没有什么病痛，单纯就是老了。在她去世之前一个月，也许是某种心灵感应，我突然觉得想念她了，赶在开学之前带着女儿去看望她。她视力不好，看不清楚我们，听力也很差，要用"吼"的方式大声说话她才能听见。我最难忘的是她的皮肤：深褐色，厚、粗糙，看起来像树皮，摸起来也像树皮。她像一棵历经风雨的古树，沟沟壑壑的皱纹是岁月的刻痕。

有一天早晨她没有像往常一样起来吃饭，舅舅、舅妈他们觉得她可能不行了，他们和我母亲、姨妈及孙辈轮流陪伴、照顾……不慌不忙地等着死亡降临。

她没有被当成患者。没人想到要送她去医院，没人勉强她吃东西，没有服药、打针、输液，更没有采取鼻饲、呼吸机之类延续生命的措施。大家觉得她的时间到了，陪着她走向死亡就可以了。

外婆死得很平静。临终过程持续不到 10 天，完全是一个自然的过程，没有医药的介入。没有干扰、中断，也没有加速。她是真正的寿终正寝。

很多医疗化临终的反对者对传统自然死亡有一种田园牧歌般的美妙遐想。外婆这样的死亡可以说是自然死亡方式中最好的情况，但是，死前没病没痛的人不是大多数。如果有疼痛、感染、发烧、腹胀之类的情况，在没有医药介入的情况下，哪怕持续数小时、数天，那也是很煎熬、难以忍受的，那样的死显然不美妙。

在西方，从 20 世纪中期以降，随着经济的发展、医学科学的发达和医疗服务的普及，越来越多的人在生命的最后阶段入住医院。西方国家率先实现了临终和死亡方式的现代化转型。

临终不再被视为自然现象，而是被当成疾病处理，死亡从自然过程演变为医疗过程，从有论者所称的"人性行为"变成了医疗行为。

医疗化死亡被称为机构化死亡，还有的死亡研究者称之为"隐蔽的"死亡——意思是说，患者在医院度过临终过程，在医院离世，遗体直接被送往殡仪馆，这个过程发生在亲友、邻人的视线之外。死亡研究者认为，正是因为这样，现代人把死亡视为意外，也是死亡禁忌、死亡恐惧流行的重要原因。用英国安宁疗护先行者、《好好告别》作者凯瑟琳·曼尼克斯医生的话说，在活了漫长的一生后，现代人反而没有为死亡做好准备。

谁说不是呢？在传统社会，人们知道死亡随时可能发生，早早就把棺材、寿衣准备好了，表明他们对死亡有更多的接受。当代很多人年龄都很大了，却还没有和家人讨论死亡问题，也就谈不上为临终、死亡做准备。

大约在 20 世纪 80 年代以后，越来越多的中国人开始在医院度过临终阶段。国内第三次人口死因回顾抽样调查结果显示，城市居民在医院内死亡的比例是 35.45%。在一些大城市，医疗化死亡比例更高，最高的是上海（59%）和北京（50%）。有研究者推测，我国目前处在从自然化死亡向医疗化死亡转变的过程中，死于医疗过程的人数可能继续增加。

如今很多人生命最后的结局是这样的：在生命最后的阶段，住在医院，而不是自己的家里；周围不是亲人，而是和自己没有情感交集的医生、护士；可能和一个或者多个病友共用一个房间，没有个人空间和隐私可言；有可能住在现代化加护病房，没有真正的生活，孤独、无聊、惶恐，人生最后宝贵的时间完全用在对付疾病和抗拒死亡上，承受各种检查、检测和治疗的痛苦，身上插着管子，连着仪器管线，插着饲喂管，戴着呼吸机。到了最后，眼看不行了，要断气了，还要接受心肺复苏术，常常被压断了肋骨，或许没有活过来，或许又痛苦地活了几个小时、几天。

在专业人士的积极指导下，患者做不了什么。医生、护士有办法给不吃饭的人喂入提供足够营养的食物，给予不多不少的药，以任何必要的方式给药。并发症、感染、肺炎、副作用都能发现和处理，临终、死亡过程大大延长，成为一个特殊的生命阶段，是一段"时日漫长的纠缠"。

美国社会学家林恩·H.洛夫兰德概括了现代临终、死亡的 3 个特点：

最大的特点是过程大大延长。传统上，这个过程以分钟、小时计，顶多持续数天、数周，而现在则常常持续数月，甚至数年。

第二个特点是机构化。大量的死亡发生在医院。然而，支持这种做法的信念、理解和知识没有就其目的论意义提供任何理由，也就是说，为什么这样做、这样做的目的是什么，这些问题还没有得到认真的思考和解释。活着成了活着的目的。

第三个特点是世俗化。意思是说，关于临终的意义及其在更广阔的视野和整个生命历程中的地位，当代社会还没有形成一套广为接受、充分表达和完全整合的信念。

医疗技术对临终、死亡过程的干预和延缓达到了很高的水平，问题是：这真的是人们想要的吗？

进而言之，医疗化临终、死亡是我们自己想要的吗？这样的临终、死亡方式值得我们追求吗？

我就这个问题问过很多人。目前为止，我还没有听到一个人回答自己愿意这样活着，包括那些为父母要求维持生命的治疗，让父母"无论如何，只要活着"的人。

当然，揆之常理，应该会有人愿意选择医疗化临终。但是一边好像把为临终亲人延续和维持生命当成孝心、爱的体现，似乎这是待遇、享受，不这么做好像就是对临终亲人的一种剥夺、亏欠，一边又觉得很恐怖、很糟糕，临终者的存在状态很可怜、可悲，自己将来绝对不要这样的治疗。如果是待遇、享受，自己为什么不要？如果不是，为什么要让亲人承受？

这种认识、感受和行为、做法上的分裂普遍存在。总有一样是真的，但不可能两样都是真的。

要么就是待遇、享受，所以，必须提供给父母，以此表示爱、孝心，而且，自己必定也要；要么不是待遇、享受，而是痛苦、折磨，所以，自己不要，也不让父母经受。

我们需要看到这种认识上的分裂，并且去思考和解决。

我不想要这样的临终、死亡。这样活着让我感到不寒而栗。我母亲说，这样的活着是生不如死。她在交代病危时不要哪些医疗措施时说："我活着的时候都没有经历过这样的折磨，我死的时候绝不要这样对我。你们别以为为我花钱就是对我好，别想花钱买你们自己的心安、好名声……我告诉你们，这样做等于是在整我。"

母亲真是世事洞明。她把话说得很绝、不留余地，确保我们在她不能发言时，不至于以爱和孝心为名治疗她——或者说，折磨她。

我和母亲持有完全相同的观点。看到父亲这样活着受折磨，我感到痛彻心扉。

临终、死亡的医疗化转型率先发生在现代化先发的西方国家，对这种死亡方式的反思和纠正也最先发生在这些国家。

从"二战"以后到20世纪50年代中后期，经过十来年的实践以后，医疗化临终方式在西方逐渐引起了批评和反抗。人们意识到医学科学并不能征服死亡，在绝症和临终阶段，激进、对抗性治疗给临终者造成的伤害大于好处，发起了要求改变临终管理方式的呼吁。

英国医生西塞莉·桑德斯是冲锋在前的改革者，她写道："患者已经（在死亡的路上）走得太远，不应该再折转了。这个时候继续推进激烈、积极的治疗不是好的医疗。延长生命和实际上只能称为延长濒死的做法不是一回事。仅仅因为做得到某件事并不意味着这么做是正确的，或者是善意的。威廉·奥斯勒爵士在临终时被送到我们医院，他说：'我都快到河对岸了，我不想倒回来，把一切再重新经历一遍。'我们在他和其他患者脸上看到疼痛和疾病带来的极度疲惫。我不认为他会对把他从那个阶段拉回来的人说'谢谢'。承认这个阶段并不代表患者或者医生的失败，而是对个体及其尊严的尊重和体察。"

正是基于对临终者的同情，为了让临终者摆脱"激烈、积极的治疗"，1967年，西塞莉·桑德斯在伦敦创办了现代世界第一所临终关怀机构，也为当代临终管理贡献了理念基础。人类从此有了管理临终、死亡的专门机构。

美国濒死研究先行者、精神病学家伊丽莎白·库布勒－罗斯与桑德斯对医疗化临终有相同的认识。她之于美国临终管理变革的意义，与桑德斯在英国临终管理变革中的意义相似。她于1965年出版了《死亡与濒死》一书，把医疗化临终的弊端和她的研究、思考呈现在公众面前。该书出版后在世界范围内引起轰动，为人们认识和思考医疗化临终提供了理论视角和语言。

库布勒在书中呼吁为临终者提供家庭护理，而不是把他们送到医疗机构进行治疗。她确定了临终患者情绪进展的五个阶段（本书第二部分中"死亡禁忌、焦虑与恐惧"一节有详细介绍），特别强调他们在临终照护中应该有知情权、发言权。她的研究催生了美国的临终关怀运动，也促进了临终关怀和安宁疗护这两个新学科的诞生。

阿图·葛文德是医疗化死亡在当今最有影响的反对者之一。

作为一线临床医生，他看到医疗给绝症、临终患者带来的巨大伤害，直言这样的做法"野蛮"，痛陈当代医疗在临终管理上"彻底失败"，并指出："对于医学工作者的任务究竟是什么，我们一直都搞错了。我们认为我们的工作是保证健康和生存，其实我们应该有更远大的目标。我们的工作是助人幸福，而幸福关乎一个人希望活着的理由。"

阿图这番话是代表整个医疗行业和全体医学工作者说的。有多少医学工作者有他这种认识，或者理解他的看法？

其实，不仅是医学工作者，普通大众同样误解了医学和医学工作者的任务，在涉及临终和死亡的医疗方面更是如此，在应该顺其自然、无为的时候，花最多的钱，付出最大的精力，进行延长痛苦的抵抗。

洛夫兰德谈到医疗化死亡的特点之一是拼命让临终者活着，却并不关心活着的理由。我们只要活着，只要让亲人活着，就可以了吗？活着是活着的充分理由吗？

当我们在为自己或者为亲人要求临终治疗的时候，这个问题值得思索。

我们要不要考虑活着的痛苦成本和幸福收益之间的关系？人们常常把死亡比喻为敌人，临终是与敌人之间的战争，但正如阿图·葛文德医生所说："这个敌人（死亡）拥有优势力量。它是最后的赢家。在一场你无法获胜的战争中，你不想要一个战斗到全军覆没的将军……你需要一个既懂得怎样攻取能够赢得领土，也知道无法制胜时如何投降的人，他明白如果全部所为就是苦战到底，则会造成最大损失。"

经过各界人士不懈的努力，如今，在欧美等国家，人们对医疗化死亡的态度已经发生了转变，临终、死亡方式随之发生了新的转型。20世纪80年代中期，在医院死亡的人数达到高峰之后，逐渐开始下降，现在已经下降到20%左右，在家和在生前生活的养老院采取临终关怀和死亡的人不断增多。

这与美国死亡权利运动和死亡教育的普及分不开。

如今欧美很多人认为，善终和帮助亲人善终意味着避免维持生命的治疗，应该在某个时候让人死去。为此，人们开发了"生前预嘱""允许自然死亡指令""预立医疗护理指令"等工具，帮助人们提前交代自己的临终医疗护理偏好，以免在丧失表达意见的能力时，被迫接受延长生命的治疗。

医疗化临终、死亡是很多国人正在经历的模式。临终时送往医院急诊、抢救已经成为习惯性做法，结果，很多人把一生中大量的财富花在最没有效果和意义的临终医疗上。前卫计委新闻发言人毛群安指出，国人一生中在健康方面的投入大约80%花在临死前一个月的治疗上，癌症患者和躺在ICU里抢救的患者临终前的治疗费用高达百万，不少的家庭为亲人的临终医疗付出了沉重的代价，结果只是延长了临终、死亡过程，延长了痛苦和折磨。

这种情况已经引起了国内有识之士的担忧，并疾呼改变，但还没有成为全社会广泛的共识。人们对临终过度医疗的认识还停留在理论层面，亲人到了临终的时候，很多家属还是会为亲人要求延长生命的措施，导致临终过程不必要地延长。

在临终的认识、管理，以及公众的临终、死亡教育方面，我们还处于相对初级的水平。很多人不知道临终救治意味着什么，不知道什么时候该停止治疗，放弃抵抗死亡。

这个现象值得全社会和每个人认真思考。

在西方，20 世纪六七十年代，不以治疗为目的的安宁疗护和临终关怀应运而生。

安宁疗护也称缓和医疗，致力于帮助患者维持良好的身体功能和生活质量，注重日常生活，而不是和疾病战斗——那是前一个阶段的任务，也是积极治疗宣告失败之后的明智选择；良好而合理地控制令人痛苦的身体症状，并关照患者的情绪症状。

临终关怀和安宁疗护不是一回事。从实施的时间段来说，临终关怀往往在安宁疗护之后。在美国，根据医生的估计，如果疾病如预期那样发展，患者剩余生命在 6 个月至 1 年间，就可以采取临终关怀。

安宁疗护和临终关怀在预后和护理目标方面往往不同：安宁疗护是有或者没有治疗意图的舒适护理；临终关怀是没有治疗意图的舒适护理，患者不再有治疗选择，或者选择不继续治疗。

在美国，临终关怀费用由医疗保险、医疗补助和私人保险100% 支付；临终关怀的内容包括药品、医疗设备、24/7 护理，以及社会服务、牧师探访、丧亲哀伤支持和临终关怀机构认为适当的其他服务。

不以治疗为目的的安宁疗护和临终关怀是回应现代人临终需要的解决方案。在我看来，二者结合了传统居家自然死亡和当代医疗护理的优点，保留了传统临终模式中符合人性需求的方面，也发挥了当代医学在疼痛和症状管理方面的功能，辅以精神、心理、情感抚慰，大大提高了临终者的生活和死亡质量。

在英美，临终者可以在家里接受临终关怀，住在养老院的老人可以在已经成为其家的养老院接受临终关怀。

2016 年 8 月，我的婆母在她居住的养老院病倒了。时年 90

岁的她没有被送往医院治疗。她在养老院接受了舒适护理，一周后自然、平静地离去。

说起来，老人家只是得了尿路感染，并不是什么大病。尿路感染像肺炎一样，也是可以温和地带走高龄老人的常见病。但她已经表现出了临终迹象，虚弱、拒绝进食和饮水。可以对她做的治疗很多，但是，夫君姐弟仨没有为她要求积极治疗。他们选择了放手。

面对亲人临终，一般人都害怕做得太少，这是导致临终过度治疗的根本原因。很少有人懂得做得过多的危害。这是一个亟须广泛传播的观念。

4

人类没有停下追求善终的脚步。在安宁疗护、临终关怀的基础上，关心尊严死亡的人们更进一步，要求对自身的死亡有更多的自主权和掌控力。国际上最新的临终、死亡管理方式是医生辅助死亡（简称医助死亡）、安乐死。医助死亡和安乐死也叫尊严死，代表临终、死亡方式的后现代转型。

尊严死的追求者要求"死亡的权利"。他们不想和疾病战斗到底，也不想被动等待死亡的来临。他们要求掌控自己的临终、死亡过程，按照自己的意愿选择死亡的时间、地点，陪伴自己死亡的人员，规划死亡的仪式。

人类追求自主、掌控感，渴望确定性。曾经，临终和死亡完全不在掌控中，人们对自己的死亡没有自主，只有被动、无助、不确定。有了对死亡的自主、掌控、确定，临终者获得了积极的心理感受。

1997 年美国俄勒冈州通过了世界首个《尊严死法案》。目前医生辅助死亡在全美 11 个州合法，包括我经常生活的加利福尼亚州。

俄勒冈州的《尊严死法案》成为后来者的范本。法案规定必须有两位医生证明患者神志清楚，生存时间不超过 6 个月，第一次提出要求，15 天后再次提出同样要求，医生便可以提供致命的药物。

如今，最早允许自主死亡的国家已经或者开始修改和放宽规定，让更多的人，如神志不清楚的老年认知症患者和患有肌萎缩侧索硬化症（俗称"渐冻症"）之类严重身体残疾、不能自行服药的人，也能够采取医生辅助死亡。

2021 年年末，英国《经济学人》杂志刊发了一篇回顾和评论医生辅助死亡的重磅文章。文章指出，医生辅助死亡正在改变西方的死亡文化。在我看来，它也进一步拉大了这些国家和其他国家在死亡方式选择和死亡质量方面的差距。

反对安乐死和医助死亡的人很多，担心这种方式被滥用，担心社会弱势人群被迫以这种合法的方式终止生命。《经济学人》的报告指出，医生辅助死亡的实施过程受到严格的监控，还没有发现一例不当使用的情况。医生确保患者出于自愿，没有受到外部压力，如果患者稍有犹豫，医生就不会同意为之采取医助死亡。而且，采取医助死亡的主要是社会的精英人群，并非弱势群体。在美国，采取医助死亡的主要是中产及以上、受过良好教育的白人。

玛丽莲·亚隆是美国著名学者、作家，著有《老婆的历史》《法国人如何发明爱情》等著作。她的丈夫欧文·亚隆是享誉世界的精神医学大师，与维克多·弗兰克、罗洛·梅并称心理咨询中的存在主义疗法三大代表人物，著有《存在主义心理疗法》《直视骄阳：克服死亡恐惧》等著作。他们生活在北加州的旧金山。

玛丽莲患晚期多发性骨髓瘤，第一轮化疗失败后，她不想继续承受治疗痛苦，提出采取医生辅助死亡。

欧文理智上同意妻子的决定，但他在情感上万分不舍，恳求玛丽莲为他继续治疗和活着。他和玛丽莲在少年时代就相识、恋爱，共同营造了一段跨越65年的甜美婚姻，感情上早已融为一体。对他来说，玛丽莲的离去就像失去自己身体和生命的一部分，带走他相当一部分过往历史。玛丽莲意识到她的死亡不仅仅属于她自己，她需要和欧文及其他爱她的家人分享她的死亡。

在又一轮化疗失败后，她终于觉得自己"为了活着付出了太大的代价"。欧文觉得玛丽莲还可以享受生命，希望她继续治疗、继续活着。他问道："活着还不够吗？死后什么都没有了。我还没准备好放你走。"

他的反复挽留让玛丽莲动气了。她问欧文："我还要活多久你才同意我死？……如果把你换成我，只要几分钟，你就会明白了。"

最终玛丽莲觉得应该由她自己决定她的生死。

欧文意识到玛丽莲已经不享受她的生命了，他告诉自己不能太自私。出于爱，他选择尊重玛丽莲的意愿。

玛丽莲从容地安排好身后事，把自己的书籍和历年珍藏的纪念品分送家人、朋友，完成了心理上的"断离舍"后，她选择了一个日子，把四个孩子叫到身边。

医生先让玛丽莲服用防止呕吐的药，然后把致命药放进两个杯子里。玛丽莲用吸管喝下致命药，然后闭上眼睛，躺在床上。欧文躺在她旁边，默默数她的呼吸。她弱弱地呼吸了14次后，停止了呼吸。欧文侧过身去吻她的额头。她的额头凉凉的——她已经死了。

医助死亡让死亡过程简短、可控。

我婆母临终时说，死亡不好玩儿。她的意思是说，死亡的过程不好玩儿。既然如此，临终时，缩短死亡过程就是合理、仁慈之举。

近年来，在全球范围内，医生辅助死亡立法的脚步加快了，医助死亡合法化的国家越来越多。调查发现，在医生辅助死亡合法化的地方，采取这种死亡方式的人比例并不大，有些人申请之后又放弃了。不过，他们表示，这种方式的存在本身带给他们很大的安慰，减少了死亡恐惧。

尊严死是临终者自主的选择，这些人对死亡没有恐惧，在死亡自然到来之前主动结束痛苦，充满了自主、尊严，死得平静、喜悦；家人的感受也很好。看起来是一种多方有利的局面。

三 亲人临终，留还是放？

1

到了 2020 年 11 月下旬，父亲的状况还是没有好转。看到他无助地躺在那里，活不过来，死不下去，毫无享受和生趣可言，我越来越感到难以忍受。我内心升起强烈的责任感，觉得必须叫停维持生命的治疗。

在我们的社会，除非经济困难，家属很难不为临终亲人要求维持生命的医疗措施，一旦开始相关措施，很难叫停。更难的是，家人之间意见分歧，难以决策。最后的结果，往往是坚持治疗的意见占上风。

很多人在理智上未必赞同延长生命的临终医疗措施，甚至自己也不希望将来临终时采取这些措施，但是，在亲人（包括父母、伴侣、子女）临终时，往往会要求"治疗到底"。

在我看来，这不是哪个人的问题，而是一种社会性、集体性意识。

我和很多为亲人担任医疗决策代言人的朋友交谈过，归纳起来，人们为临终亲人要求和坚持治疗，有以下几个常见的理由：

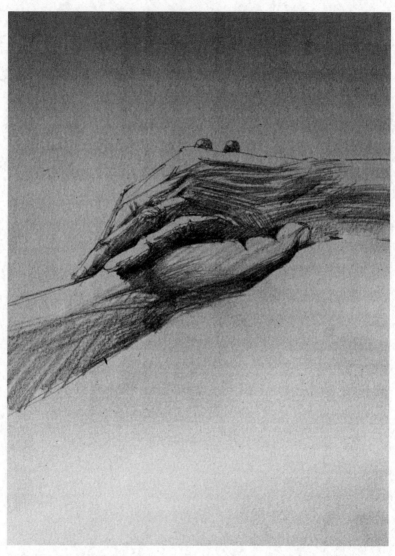

亲人临终，留还是放？

一是"于心不忍"，觉得不能"见死不救"。

就像美美说的那样，妈妈眼睛还睁着、还没死呀，怎么能不救呢？

有人说，不插管怎么行呢？他们认为那等于是饿死人，拔除胃管、摘除呼吸机、停止输血输蛋白是"见死不救"，甚至是"杀人""催死"。基于这样的认识，不予治疗、终止治疗就是严重的道德甚至法律问题。

这样的说法是缺少医学常识的表现。停止饮食是死亡的一个重要征兆，是自然的反应。现在的研究推测，临终者或许并不会有饥饿感。

插胃管是医疗手段，是可选措施，不是必选措施。法律并不要求临终者必须接受人工饲喂及其他延续生命的措施。不采取这些措施并不违法。有死亡研究者指出，我们会说一个人死于心力衰竭或者别的什么疾病，但不会说他死于没有使用胃管，或者没有使用呼吸机。

胃管、呼吸机、透析、抗生素、输血输蛋白之类延续生命的措施，都是当代医疗技术，源自西方。医疗化死亡方式本身也是舶来品，不是传统、自然的临终、死亡方式，不是中国人的发明。中国人使用这些措施也不过是近几十年的事情。

临终不是病，而是像出生一样的正常现象。而且，英国资深安宁疗护专家凯瑟琳·曼尼克斯医生指出，临终像出生一样："在朝着预期结果发展的过程中，两者都有明显的变化阶段……无需干预，这两个过程都可以安全进行。实际上，正常分娩可能比正常死亡更痛苦……生命告终时，人不过就是一直处于无意识状态，然后呼吸开始改变，时而深沉缓慢，时而轻浅急促，然后，轻轻慢下来，轻轻停止。临终时不会发生突然的剧痛，不会有生命消逝的感觉，没有惊慌。非常，非常安宁……"

正常的死亡并不痛苦，这与一般人的想象相反。反倒是避免死亡、维持生命的措施导致和延长了死亡的痛苦。

作为普通人，我们不了解死亡。很自然地，亲人临终时，我们会紧张、慌乱，本能地想要救命。这样做当然是出于好意，根本上也是出于对临终、死亡的无知，结果把亲人送上了医疗传送带，经历医疗化临终、死亡。

特别令人心碎的是，这个时候，无论多么不堪忍受，临终者已经不能表达，只好被动承受折磨。

另一个常见的理由是，"别人会怎么说"。

对社会舆论的忌惮是很多人翻越不过的高墙，导致他们不敢为临终亲人做出放弃和终止医疗的决定。

在我看来，无论继续治疗，还是终止治疗，如果真爱亲人，唯一的决策依据只能是，他／她的福祉和最佳利益。只要自己襟怀坦荡、没有私心、对与亲人的感情有信心，就应该勇敢地面对舆论——如果真有什么舆论的话——承担起保护亲人免受折磨的责任。

以我多年了解的情况看，社会舆论其实对放弃和停止临终医疗救治没有那么狭隘和非理性。除非是该救不救，有康复的希望而不予施救，否则，谁会非议呢？异位而处，同样的情况下，别的家庭做出放弃和停止治疗的决定，我们会非议吗？

还有些人的理由是"不舍得""父母在，家就在"。他们觉得亲人只要有一口气在，就还活着，自己比较能得到安慰。

客观上说，第一个理由基于临终、死亡常识的缺乏，后两种决策已经脱离了亲人的福祉和最佳利益，更多是为决策者自己着想——无论是害怕舆论非议、想要个"孝"的名声，还是需要亲人活着，以安抚自己的心理需要。

爱是无私的，是以爱的对象为中心的，而不是以自己的需要为出发点。为亲人续命看似爱，实则未必。

大多数医疗决策代言人是在临终者没有就临终医疗护理留下指示的情况下做的决策。在不准确了解亲人意愿的情况下，可以设身处地，换位思考。在我看来，这是最可靠，甚至根本就是真诚与道德的决定方式。

另一方面，不固执己见，保持谦卑的态度和开放的精神有助于做出更好的决策。我们需要学习，做"知情决策"，而不是盲目决策。

2015年10月，圣安东尼奥山花园（当地人称"花园"）退休社区康养中心的护士通知亚仁，婆母病倒了。我和亚仁马上赶往养老院。我们在康养中心门口小桥处迎面碰见婆母的好朋友玛吉。她牵着她的小狗巴尼，坐在小桥护栏上垂泪。

玛吉是退休的大学英语语言文学教授，比婆母小10岁左右。她们是在养老院认识的，对古典文学、诗歌的兴趣把她们联系在一起，两人也常常一起参加教会的礼拜。

玛吉哭着告诉我们，婆母已经被送往医院急救。她觉得好朋友情况危急，这一去恐怕再也不会回来了。

婆母虽然坐轮椅，记忆力衰退，但身体状况一直稳定。半个月前我们才和护理团队一起开过会，当时他们通报的情况很乐观，老人家的各项身体指标都很好，我们也才两天没见到她，怎么一下子病得这么重？

真是病来如山倒啊！高龄老人哪怕表面看起来很好，实质上"外强中干"，经不得一点风吹草动。感个冒、跌个跤，哪怕"国王的全部人马"出动，往往也无计可施。

听说老人家去了医院，我们告别了玛吉，转身往医院急诊部赶去。婆母躺在急诊 ICU 病房，身上连接着各种管线，口鼻处罩着呼吸机面罩，脸色苍白，哀哀呻吟，令人心疼。我们抚摸她、亲她，但是她无法说话。其时她取了假牙，没戴假发，显得如此地衰老、垂危。我感觉就要失去她了。

主治医生听说我们来了，主动来到病房，向我们介绍老人家的病情：心脏闭合不全，心脏里面的液体流入了肺部，引起肺部感染，情况十分危急，有可能救不过来。就算这次救回来，也只是解除症状。她的病本身是无法治愈的，除非手术。鉴于她已经 88 岁高龄，身体虚弱，不建议手术。

当然，亚仁姐弟也不可能同意手术。

这个病是一个定时炸弹，不知道什么时候就会复发。但可以肯定的是，下一次复发会比这一次更严重。医生想要知道，如果下次再发病，是否救治。

我把目光转向亚仁。他平静地说，他要征求姐姐和弟弟的意见。

婆母和公公育有三个子女。姐姐住在纽约，弟弟生活在伦敦，只有亚仁在身边。他不可能一个人做决定，把情况通报了姐姐和弟弟。

姐姐急切地想知道母亲是否有"生前预嘱"。她特别担心母亲在"生前预嘱"中要求"穷尽一切措施，治疗到底"。

2005 年公公在费城参加一个学术会议时，失足从酒店楼梯上摔下来，脑袋着地，造成重伤。急救手术倒是成功的，但是，老人家的思维水平再也没有完全恢复。次年和婆母一起入住养老院时，他在登记文件中要求生命垂危时，"穷尽一切医疗措施"。过了几个月，在他病倒、昏迷之后，医院为他采取了延续生命的治疗措施，拖了 4 个月后去世。

亚仁姐弟都觉得公公的决定不是很好。亚仁认为，放在大脑受伤之前，一生以理性、博学著称的父亲不会做这样的决定。但我们尊重老人自己的选择。

我陪着亚仁从医院折回养老院康养中心。当班护士拿出了婆母入住养老院时签署的文件。她没有就临终医疗偏好做出表述。她把决策权委托给了公公和他们的女儿凯瑟琳、儿子亚仁。公公已经不在世了，决策任务顺理成章落在了亚仁姐弟的身上。婆母没有指定弟弟参与决策，但亚仁觉得弟弟有同等决策权，一样要征求他的意见。

姐弟三人有相同的价值观和理念，一致决定：如果妈妈再次病危，不送医院救治。弟弟史蒂芬还特地解释了他的决策理由："如果我处于濒死状态，我不想接受维持生命的医疗措施。既然如此，为什么要让妈妈经受呢？"

己所不欲，勿施于人——既然我都觉得不好、我自己都不采用的措施，怎么可以让母亲承受呢？

在我看来，在亲人没有留下临终医疗指示，为之代做医疗决策时，换位思考、己所不欲勿施于人是理当遵行的黄金法则。

另外，一定要区分为临终者做的事情，到底是临终者需要，还是自己需要。要避免投射，不要把自己的需要当成临终者的需要。

做到这一点并不容易。有这种意识的人并不多。

洛杉矶友人小梅是一位基督徒，她所在教会的师母癌症晚期，昏迷多时，濒临死亡。师母深受会友敬爱，大家争先恐后表达关爱、挽留，从早到晚轮流去医院探视，端汤送水，祷告、唱歌。医生、护士不赞成他们的做法。作为关爱师母行动的热心参与者，小梅感到进退两难，不知道该怎么办。

我说：你们在意的是主观愿望的表达，还是在意师母的需要？

如果以师母是否需要为准，那么做与不做都是真爱；如果不考虑师母的需要，着眼点是自己的需要和感受，那么，哪怕为师母做再多，也不是对她的真爱和关心。这是以自我为中心，因此，动机就是自私和自利的，被关心、照顾的人成了承载和实现自我需要的工具。

师母已经不能说话，无法表达自己的需要了。在这种情况下，我以为最好以医生、护士的意见为准。他们是专业人士，比普通人更了解临终者需要什么、不需要什么，怎么样才是真正地对临终者有利。

再者，我们也需要明白，临终者非常脆弱，自顾不暇，不应该让她／他承担照顾他人情绪的任务，常见的"你不能死啊，你死了我怎么办啊？""你怎么忍心丢下我们啊？"之类的表达，看似不舍、深情，实际上，真正的关注点仍然是自己的需要，而不是临终者的需要。

著名作家巴金缠绵病榻6年，治疗让他痛苦不堪，多次要求停止治疗，但是，"爱"他的人们就是不同意放他死。不是巴金想要活着，而是"爱"他、"关心"他的人需要他活着。巴金无可奈何地说："我是为你们活着。"

如果临终者需要为了亲人活着，我们觉得好么？

3

我确定继续治疗对父亲没有意义，只有伤害、折磨，是对他的"刑罚"。基于我的观念，出于对他的爱和责任，我觉得必须叫停、终止治疗。

我并非完全没有顾虑。在我想要叫停治疗时，我也感到了内心的忐忑。有那么一瞬，我也感到了"别人会怎么说"这个幽灵。

是长期的研究和思考给了我理论的信心，是对父亲的爱和与他关系的信心给了我勇气。此外，我也看到过类似情况下，为临终亲人叫停维持生命措施的先例。

2015 年 7 月，大姑姐凯瑟琳和姐夫戴夫从纽约去法国北部小城蒙特勒伊度假。他们在这个历史名城有一套度假房。刚到没两天，戴夫在一天夜里突然昏厥，人事不省。凯瑟琳拨打了急救电话。急救直升机把戴夫接到了附近最大的医院——里尔大学附属医疗中心。

戴夫心脏主动脉破裂，医院实施了急救手术。手术成功。

听到戴夫病危的消息时，我和亚仁正在英国探亲，随后我们去了布拉格旅行。我想既然手术成功，那就万事大吉。

手术后，戴夫住进了 ICU，数天没有恢复意识。凯瑟琳担心、焦虑。想到姐姐在法国举目无亲，我们改变了去布达佩斯的计划，从布拉格赶到里尔陪伴她。

到达当天，我们就去了医院探望戴夫。我借此机会感受了法国的医院环境、医疗条件和医护服务。里尔大学附属医疗中心的条件非常好。环境优雅，秩序井然。印象中通过了四五道门才来到 ICU。这是一间高科技的病房，戴夫裸露着上身平躺在床上，呼吸机面罩罩着口、鼻，鼻腔里插着饲喂管，身上、手臂上、脚上都连着导线。感觉他被五花大绑，受大刑一般。这些机器、管线拖着戴夫，不让他被死神带走。与其说这是戴夫在和死神搏击，不如说这是医生和现代医疗技术在与死神搏击，而他更像是双方搏击的战场、争夺的高地。

戴夫有轻微的意识，眼神清澈、明亮，像健康的时候一样闪烁着一丝狡黠和顽皮。他并非气息奄奄，行将就木，一如健康时强壮，气色很好，口唇红润。他不能说话，但他的眼睛似乎会说话。他的喉头"咕咕"的，是在答应吗？摸他的手他似乎有回应？我搜寻着一点一滴的生命气息，按照自己的意愿，给予积极的解释。他才 70 岁，生命力旺盛，我觉得他会一天天好起来的。

我们和姐姐在里尔古城租了一套短租公寓，每天午餐后一起乘坐地铁去医院。医生报告着乐观、有希望的消息。最初几天，我们看到戴夫的情况似乎在好转。但是，他的意识水平并没有持续恢复，也不能自主进食、呼吸。他不能离开 ICU，不能离开机器和管线，唯有这些机器、管线和各种药物维持着他的生命。

凯瑟琳逐渐失去耐心。她不确定这些治疗是戴夫想要的，她不觉得戴夫愿意这样活着。

法国 ICU 的条件非常好，医生、护士都很友好、专业。这么好的治疗，估计收费不会低，但戴夫住院这么多天，一直没人向凯瑟琳提出缴费的问题，还关心她的生活、情绪，为她提供心理支持。我心想，莫非法国的医院对外国人也实施免费的治疗？这也太慷慨、太仁慈了吧！

尽管没有感到费用压力，凯瑟琳还是说，总有一天她的忍耐会到达极限，然后她会把脚一跺，告诉医生："够了！停止！"

那一天是哪一天呢？她没有说。

她做决定相对容易，只需要过自己这一关就可以。

她和戴夫没有子女。戴夫的父母早已去世。他有几个兄弟，但都不会参与决策。继续治疗与否，完全取决于凯瑟琳自己的想法。

过了十来天后，戴夫的情况还是没有变化。像美国的医院一样，法国的医院不需要家属或者额外的陪护照顾患者，从治疗到吃喝拉撒一概由医院负责。戴夫不能说话，也不知道他是否意识得到我们的存在。我们感到留下也帮不上什么忙，便去了蒙特勒伊旅行。

三天后的早晨，亚仁接到姐姐的电话。她神思恍惚，在地铁上钱包被人偷了，现金和银行卡都在里面，眼下身无分文。真是屋漏偏逢连夜雨啊。我和亚仁匆匆驱车赶往里尔。

戴夫还是老样子，姐姐却已经心力交瘁。

这样的局面何时是尽头？谁也不知道。医生也没有明确的答案。

到了9月底，在戴夫犯病两个月后，凯瑟琳终于觉得"够了"！她包了一架医疗飞机把戴夫带回纽约。回到纽约几天后，戴夫去世。

法国医院并不是免费的。戴夫出院后，凯瑟琳收到一张巨额账单。

她精神上受到很大的打击，至今没有缓过劲来 *。

---

* 凯瑟琳已于 2022 年 9 月 3 日去世。

4

我当然想要留住父亲，但前提是他多少得有一点真正的生活和乐趣，否则，我宁愿终止医疗，结束折磨，放他离开。

我是唯一合适提出这个要求的人。我义不容辞。

我不介意"别人会怎么说"，但必须和哥哥商量，取得他的同意。

从小到大，我和哥哥关系良好，相互尊重和信任。成年以后，在照顾父母方面，我们都尽心尽力，从不互相推诿。客观地说，我陪伴父母多一些。自从我工作以后，父母看病就医大部分是我在处理。对我的处理，哥哥从来没有异议。他了解我对临终医疗的态度，理论上也是赞同的。我本以为我提出给父亲拔管时，他不会有异议。退一万步讲，哪怕他有顾虑，我也相信我可以用道理说服他。

我想错了。他不同意。

为了确定父亲的身体状况，确保不会剥夺他可能会有的治愈机会，我请求医院做一次相关学科的专家会诊。我向哥哥提出，如果有逆转的可能，那就全力以赴积极医治。如果有必要，就换医院，换到治疗他这种病医术最高明的医院。如果没有逆转的可能，那就接受现实，果断拔管。

包括神经科、消化科等相关科室的十多位专家集体来病房为父亲会诊，对他的生命状况进行了评估、讨论。结论是，恢复摄食、说话、行动等基本生命功能，扭转生命衰退进程的概率基本没有。

何去何从？

我前后邀请哥哥进行了四次讨论。

　　我们一开始就明确，讨论在两个前提下进行：第一，我们都认可彼此对父亲的爱。这一点毋庸置疑，不用讨论。第二，我们都无需为父亲承担费用，也都没有亲自照顾，所以，终止治疗并非因为不愿出钱、出力，因此不存在不尽孝的问题；继续治疗并不需要出钱、出力，因此也谈不上是在尽孝的问题。

　　我的观点是接受生命有死的规律，遵照母亲生前"治得好就治，治不好就死"的观点，撤除胃管，转到一家临终关怀机构，或者接回家，顺其自然。

　　哥哥的观点是维持现状。他不忍心叫停治疗，也有"别人会怎么说"的顾虑，再者，他认为父亲反正也活不了多久——这是医生说的。他们说，父亲随时都可能离开。他们没有说，在继续治疗的情况下，他也可能继续活很长的时间。

　　我完全理解哥哥的不忍心。可是，不忍心放父亲走，那父亲就要承受折磨啊！让他承受折磨，我们于心何忍？

　　如果处于同样的状况，哥哥自己不要维持生命的医疗。那么，换位思考，为什么要坚持为父亲治疗呢？

　　原因是父亲没有交代过临终医疗偏好。

　　的确，父亲没有说过他拒绝接受哪些医疗措施。

　　那我们作为父亲的医疗决策代言人，有责任叫停我们觉得对他不好的治疗啊。

　　对此，哥哥有些含糊其辞。

　　不同的做法与各自对何谓生命、生命价值和意义以及生死的理解不同。我和哥哥关注的重点不一样。

　　我没有什么必须坚持、不可放弃。我理解哥哥。如果我坚持，他或许也会退让，但是他会很痛苦。继续治疗在我看来当然是对父亲的折磨，好在，以他现在的状态，其实也已经不太能够感受痛苦。母亲一辈子重视我们兄妹的关系，就是我女儿最关心的也是妈妈和舅舅的关系。

综合考虑，出于对哥哥的爱，我选择了退让。

我在微信朋友圈发文，公开表示放弃我对父亲医疗的决定权，让哥哥一个人决定、一个人承担决策责任。哥哥也表示充分理解和尊重我的决定。我们说好各自的决定不影响彼此关系。

我不再天天去医院看望父亲，也不参与医疗决策。老实说，我希望我的决绝态度可以促使哥哥深入思考，说不定最终可以改变想法。

没有。

2021年3月初，我必须回洛杉矶了。走前半个月，我实在不忍心父亲继续遭受折磨，决定再做最后一次努力，约哥哥再谈一次。

交谈前夜，我和哥哥都失眠了。第二天上午见面，他脸色苍白，我的状态也好不到哪里去。看到他，我微笑着说，做这么重大的决定，睡不着觉是正常的。我们一再就父亲的医疗决策进行商讨，不是因为我们多事，只表明我们作为子女是多么地认真负责——是的，为临终的父母做医疗决策更多的是责任，不是权力。我们只是在尽自己的责任。我们兄妹不存在权力争夺的问题，也绝无意气之争。

我向哥哥提出由我向医院提出终止治疗，把父亲接到我家，由我陪着他自然死亡。我表示愿意承担决策责任，如果有社会舆论，冲我来好了，我会公开说明，由我独立承担。

哥哥仍然不同意。

如果我绕过哥哥，直接到医院强行把父亲带出医院呢？

　　首先，没有哥哥的同意，医院不会让我把父亲带出医院；其次，哥哥表示这会给他造成感情的伤害。

　　这是我的软肋。我不愿意伤害哥哥的感情。

　　最后，哥哥暗示，治疗是父亲想要的。他的依据是，母亲去世后，父亲有一次在闲聊中谈到，亲人临终时，家属不能要求停止治疗，否则是犯法、胡闹。

　　原来如此!

　　我其实仍在质疑。谈话是有语境的，这就可以说明父亲要求维持生命的治疗吗? 是父亲的真实意思表达吗? 父亲没有明确提出过"无论如何，治疗到底"。既然我们都觉得这样的治疗没有意义，对他没有好处，我们也可以本着为他福祉和最佳利益着想及不伤害的原则（这是国际上最广泛接受的医疗伦理四原则，另两项原则是尊重／自主原则和公正原则），要求终止治疗。

　　我们曾经不止一次劝说他放弃一些不切实际、有违他福祉的决定。比方说，母亲去世后，他提出他可以一个人生活，吃饭就去教工食堂解决。我们认为这不可行，对他不好，提供了另外几种方案让他选择，最后他选择了由童哥照顾他的生活。这个决定不是比他原本的决定对他更好，更有利于保障他的安全和生活质量吗?

　　这些话我没有说出口。哥哥殷切希望我支持他的决定。我感到继续讨论不会有什么结果。何况哥哥当天身体不好，交谈过程中暴咳不止，我实在不忍心再"逼"他了。

　　为了父亲的死亡权利，我已经竭尽全力，走到了极限。

　　我感到对得起父亲，问心无愧。

　　我想我妈在天有灵，也会理解和体谅我的。

至此，我真正彻底地放弃为父亲争取死亡权利了。

亲人临终，留还是放？全世界无数家庭要面对这个艰难的抉择。这是一个极具情感张力的问题，观点的分歧往往导致纷争和关系破裂。

2019 年底，著名作家琼瑶女士想要叫停她丈夫平鑫涛先生延续生命的治疗，为此和继子发生了严重的冲突。琼瑶女士主张终止没有意义的医疗，放平先生离开，让他解脱。平先生的儿子则坚持让父亲继续治疗、活着。两方恶语相向，引起了舆论哗然。他们的家庭纷争也促使整个社会思考临终时留放之间孰是孰非的问题。对于这个问题，我们的社会至今没有共识，很多家庭为此纠结、纷争。

我在美国也没少听说类似的故事。

戴维是一位 86 岁的老人，住在我洛杉矶家附近的一所养老院里。2020 年疫情开头数月，养老院对老人实行严格的禁足措施，老人们被关在自己的房间里，独自面壁，非常孤独。戴维和我有一位共同的友人。为了缓解老人的孤独，经友人介绍，我每周和他进行一次电话交谈，算是我在疫情期间的一个公益行动。2021年养老院解除隔离后，戴维因为抑郁、失眠，找我做咨询。这个过程中，他谈到和唯一的弟弟已经多年不来往了。

弟弟是母亲的宠儿，戴维是那个从小被要求让着弟弟的人。年老以后，母亲希望和弟弟一家同住，弟弟弟媳不肯接纳。戴维和他的太太主动把老人接到家里。

老太太临终时，在是否继续维持生命的问题上，兄弟两人意见相左。因为一直照顾母亲，母亲住的医院也在他家附近，而弟弟住在西雅图，不可能长期留在母亲身边，戴维的意见最后占了上风，终止了母亲的医疗。弟弟为此非常生气。在母亲的葬礼上，兄弟两人再次互相攻击，从此断绝了往来。

在另外一些家庭里，父母的临终医疗决策由权威比较大、个性比较强的成员主导。其他人未必赞同，可能根本没有机会充分表达意见，只好隐忍。表面上没有冲突，大家面和心不和，关系同样受到伤害。

我和哥哥还好。我们没有陷入意气之争。我们明白彼此的出发点、用心都是好的，只是观点不同。我们讨论问题不带情绪，彼此没有一个字的攻击、中伤。我们都认真地倾听对方，尊重对方的表达，尊重各自都是在捍卫父亲的权利——不同只在于，哥哥要捍卫父亲活着的权利，我要捍卫父亲死亡的权利。

每次交谈都是由我发起的。我反复邀请哥哥商讨，有人怀疑我是不是有私心。大家都知道我反对延续生命的治疗，他们认为，如果我的父亲在临终时采取了延续生命的治疗，我就是自我否定，就没有说服力，会丧失公信力，所以，我"非要"叫停父亲的治疗。

我没有回应。我丝毫没有这样的担忧。

首先，我在观念和理论上不赞成延续生命的治疗，但我不反对任何个人——包括我的父亲、母亲——进行治疗。只要这是他们想要的，我一定无条件尊重。

临终医疗偏好是临终者个人的主权范围。我绝对尊重个人主权。即便亲如父女，我和父亲仍然是两个独立的个体。如果他希望治疗到底，我也不会反对他、制止他，并且会竭尽所能帮助他。

这不表示我放弃了我的观念和理论持守，只说明我尊重他的个人主权。

如果有人因为我父亲采取了延续生命的治疗，质疑和反对我的观念与理论主张，坚持为自己或者为亲人要求延续生命的治疗，那也是他／她的自由和主权，他们自己承受后果，对我并不构成伤害和损失。我主张和传播一种观念和想法，是因为我认为这样的观念和想法好，目的是为提升个体和集体的福祉与最佳利益提供视角和选择，促进和丰富相关讨论，是否采纳不在我主权范围之内。

其次，父亲没有预先指定医疗决策代言人。作为他的子女，我和哥哥是法定的医疗决策代言人，参与他的医疗决策既是我的权利，也是我的责任、义务。在父亲没有预先正式交代和清楚表达他的临终医疗偏好的情况下，我的决策只能基于我的观念和想法。我觉得继续治疗、延长生命对他是折磨，同时也是不必要地浪费医疗资源和人力，并且，我自己在类似情况下绝对不会继续治疗，所以，我主张叫停治疗。

最后，参与任何讨论，我真正的关注点不在于结论，而在于论证的过程。我和哥哥进行了堪称充分的讨论，直到再也没有推进的余地，否则会有伤害，在这种情况下，我选择了退让，让哥哥单独决策。

对于哥哥的决策，我不赞同，但没有怨恨。

不赞同一个人的观点和想法、做法不等于否定这个人本身。我爱我哥哥。我哥哥是个君子。我的观点和态度都是公开表达的。哥哥理解我、爱我，也并不怨恨我。

我们兄妹这样讨论问题，不伤和气、感情，我想母亲的在天之灵也是满意的。

父亲没有像医生预测、哥哥以为的活不了多久。如今近两年的时间过去了，父亲还活着。

不知道他还可以这样活多久。

在他住院的那个楼层，有位植物人阿姨已经存活了 8 年。阿姨的女儿和我在病区认识，成了好朋友。她完全了解我的观点。最近她告诉我，她为当初为母亲要求治疗的决定感到懊悔，觉得延续生命对母亲并不是最好。

她的做法是由当初的观念决定的。她算得上传统孝女的范本。为了让母亲活着付出了极大的心血和代价。她每天在家里为母亲做好饭菜送到医院，然后由陪护把饭菜打成浆，通过胃管喂食。一年 365 天，天天不间断。

现在，她的观点发生了改变，开始放弃一些维持母亲健康和寿命的措施。她接受母亲随时离去，虽然她还没有准备拔除胃管，撤除呼吸机。

父亲继续活着，对他来说，这是好事还是坏事呢？可惜他已经永远无法告诉我们了。

2022 年正月十一是父亲的 91 岁生日。我在视频里看着他，无法祝他生日快乐——他有什么快乐可言？

四 延续生命的治疗：医生怎么说

医生以维护健康和生命为职事。作为专业人士，他们如何处理自己和亲人的临终医疗呢？他们有获得医疗服务的近水楼台之便，自己或者家人临终时，会要求"穷尽一切手段，治疗到底"吗？

一种食品是否安全，一样产品品质如何，最可靠、直观的判断方法之一，是看看生产者、商家自己和至爱亲朋是否食用、使用。我认为这个方法在临终医疗问题上同样适用。

临终时是维持生命还是自然离去，医学家会做怎样的选择？我就此问题请教了多位我尊重和信任的医生师友。

刘树正先生是我信任和尊重的长辈。他是一位著名的医生、医院管理专家，还是著名的魔术家。刘叔叔20世纪50年代末毕业于四川医学院（华西医科大学的前身），在川东地区担任外科医生，90年代很长一段时间担任涪陵地区人民医院院长。刘叔叔的人生经历丰富而坎坷，他富有智慧，见识高远。他已经年逾八十，和父亲是同辈人，近年身体上也出现了一些状况。我想他一定早就思考过临终医疗问题，我觉得向他讨教再合适不过。

刘叔叔没有直接建议是否叫停父亲的治疗，他只是分享了他自己的生死哲学："好好活，快快死。"

简单明了，一语道尽。

临终医疗延长临终、死亡过程，与"快快死"的目标背道而驰。刘叔叔用这种方式告诉我，他不建议维持生命的临终医疗。

我也就此事请教了彭子京和豁剑秋两位医界前辈。两位老师也是四川医学院的高材生。20世纪60年代初大学毕业后，他们在乐山地区的峨边县人民医院担任医生近20年，70年代末回到母校工作。彭老师是华西医科大学教育电视台首任台长。他还是一位摄影家、作家。豁阿姨在华西医科大学附四院担任医生直至退休。两位专家退而不休，离开工作岗位后还共同撰写出版了《健康新视角》一书，从身心灵多个角度和层次讨论健康问题，视野非常广阔，远远超出了生理医学的范围。

认识两位前辈的时候，我是20岁不到的小姑娘，他们是事业有成的中年人。他们从来以朋友待我，平等而亲切。两位老人家也已80多岁了。他们坦言岁月无多，身体功能衰退，但依然保持着对生活的热爱和对新生事物的好奇，既富有老人的明智、豁达，也有年轻人的热情、天真。他们非常了解我，也和父亲相熟。病倒之前，父亲几次同我一起和他们聚会。

两位老人家理解我和哥哥前期的治疗决定。理论上讲，他们不赞同延续生命的临终救治，但认为这是一个复杂的观念和文化问题。他们坦言自己绝对不会采取这些措施，早就跟子女明确交代，临终的时候不去医院，在家里自然地死去。

本质上，他们像刘树正先生一样主张"好好活，快快死"。

友人钟姐的父亲是一位退休医生。她很关心我父亲的医疗决策问题，衷心希望我们兄妹可以达成共识，为父亲叫停治疗。钟姐告诉我，她父亲和他的同学、朋友晚年最害怕的事情就是临终治疗。他们相约临终时不去医院，在家里自然死亡。老先生还特地给独生女儿手书了一份遗嘱，明令临终时不去医院、不治疗。他一再嘱咐女儿，什么都可以丢，这份文件千万要保存好。

我也咨询了西安的医生友人王浩先生。王医生正当盛年，是一线医生，同时还发起创办了西安和光生命关爱中心，是死亡咖啡馆活动的一位带领人。我们在临终议题上多有交流和共识。

华西医院乳腺外科专家杜正贵教授和他太太胡鸣老师是我多年好友，对我们家庭情况很了解。关于我父亲的临终医疗决策问题，杜医生立场鲜明，他认为救治徒劳无益，增加临终者的痛苦，是对临终者的折磨。

没有人想故意折磨临终的父母，但客观上，延长临终对临终者确实就是折磨，也确实徒劳无益，甚至有害无益。

经友人承情介绍，我还咨询了一位X先生。X先生以他另类、独特的方法治疗脑梗、癌症闻名，我读过他的著作，眼看主流医学无计可施，我想背水一战，看他能否来成都为父亲施治。

X先生在电话里听我介绍了父亲的情况，综合考虑父亲的病情、年龄和人生状态（高寿、人生责任完成）后，认为治疗没有意义，并不能帮助他恢复有意义的生活，诚挚地建议我们放弃治疗，让父亲安然离去，认为这是"善莫大焉"。

我相信会有医生为自己选择积极的干预治疗，但我询问的医生师友基本都不赞同继续治疗，考虑到自身临终管理的医学家，表示到时候不会延续生命，可能连医院都不去。

在此期间，我在媒体上读到一位肿瘤医生为肝癌晚期父亲放弃治疗的新闻。

林晓骥先生是温州医科大学附属第二医院、育英儿童医院肿瘤放化疗科副主任、肿瘤专家。他的父亲患了肝癌。这是林先生的专业领域，然而，在父亲癌症晚期，他支持父亲放弃治疗的决定，"在父亲生命的最后半年，我带他出去游玩，去他一直想去的那些地方。之后把他接回老家，自己照顾，最大程度减少他的痛苦，带他走完最后一段路"。

在父亲生命的尽头，林医生没有为他选择治疗，而为他选择了生活，真正做到了"不是对死亡说不，而是对生活说是"。

林医生为绝症的父亲放弃治疗的消息经媒体报道后，引起了广泛的关注。舆论普遍赞赏他的做法，大部分人不是谴责他不孝，反而羡慕林爸爸有一位懂行的儿子，免除了一般人在同样情况下，因为无知无识而跟随医疗传送带走到终点、遭受治疗折磨和人财两空的悲剧命运。

对那些担心放弃延长生命治疗会受到舆论非议的人，林医生的选择及舆论反应是不是对你有所启示呢？

医生的确以不一样的方式死去吗？并不是我一个人有此问。

这也不只是一个普通人的问题，而是一个学术专业问题，相关的研究不少。

2011年，加州退休医生穆雷博士的一位同事在家中去世，引发了他对医生群体死亡方式的好奇：医生是不是不像普通人那样死在医院？医生是不是避免了医疗化临终、死亡？经过一番调查，他发现他的同事都是在家里死的，随后撰写了风靡全球的《医生如何死亡》一文。

他在文章中告诉全世界，大多数人在临终时进行治疗，医生却更有可能在家中死亡，他们接受的治疗不那么积极，避免了那些错误的、密集的、侵入性的、最后一搏的、昂贵的、最终徒劳无益的手术和治疗。

美国安宁疗护倡导者艾拉·比奥克也发现，"我认识的患终末期疾病的同事，包括我有幸照顾过的那些同事都是这样，在生命还有价值的时候愿意接受充裕的治疗，但在逐渐衰弱的时候，都竭力避免治疗"。

穆雷博士说："当然，医生也不想死，也想活下去。但是对现代医学的了解足以让他们知道它的局限性……我的观点和大多数医生一致。我们希望温和地死去，不希望在毫无意义的情况下采取特别措施。"

大多数老年人都有同样的感受。然而，他们死前往往采取了医疗支持措施。研究发现，主要原因在于，医生和亲人都很少和患者讨论死亡问题。加利福尼亚州普罗维登斯圣约瑟夫医疗中心的安宁疗护专家巴巴克·戈德曼博士说，造成这种脱节的一个原因是，很少有医生接受过与患者谈论死亡的培训，他说："我们被训练来延长寿命。"

　　针对这种困境，如今很多美国医院对培训医生和患者、家属的交流给予了更多的关注，要求医生同重症患者讨论死亡问题和临终医疗护理需求，进行阿图·葛文德医生所说的"艰难的谈话"——之所以说"艰难"，就是因为讨论死亡对医生和患者、家属都很困难，都不愿意率先开口，不知道如何开口。

　　实际上，很多医生像普通人一样并不理解死亡，更不知道如何同患者讨论死亡问题。原因在于，大多数医学院并没有提供相关的教学。美国有 122 所医学院，但只有 8 所医学院提供临终医疗必修课。而国内的医科大学在这方面的教育尚处于起步阶段。

　　和患者进行"艰难的谈话"在美国医疗界已经引起了高度重视，一些医疗界人士积极创立公益组织，为医务人员免费提供与终末期患者及其家属进行交流的培训。阿图·葛文德在波士顿创办的阿里阿德涅实验室，华盛顿大学维塔尔塔克校区的肿瘤学家安东尼·班科创办的"关键对话"项目都致力于培训医生与患者及其家属进行有意义的交谈。

　　美国还有很多公益项目提供机会，让普通人聚在一起谈论临终和死亡，著名的如死亡咖啡馆和死亡交谈晚餐。人们自动聚集在一起，讨论从临终医疗、遗产的意义到丧亲哀悼之类的话题。正如死亡交谈晚餐的创始人迈克尔·赫布所说，这些交谈的目的是帮助人们把最艰难的交谈变成庆祝而有意义的机会，不仅改变人们的死亡方式，也改变人们的生活方式。

　　国内近年也引入了死亡咖啡馆活动，各地也都有进行临终和死亡教育的专题讨论活动，每次活动参加的人很多，以中青年人居多。我自己也应邀在成都、上海、西安、杭州等地做过多场演讲，鼓励大家打破死亡禁忌，试着与父母、家人和朋友讨论死亡、

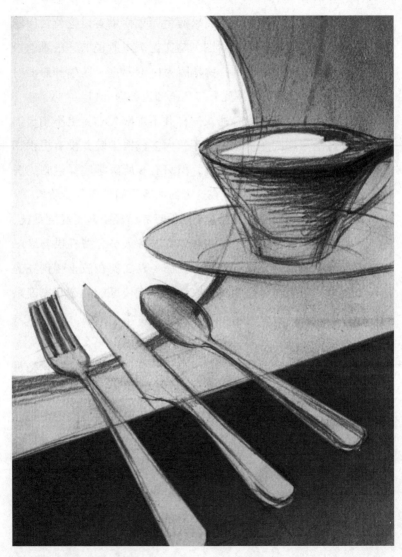

让普通人聚在一起谈论临终和死亡

做好"生前预嘱"及身后事的安排。

4

在是否应当继续父亲的临终医疗上，我曾试图求助他的医生。父亲的医生都很友好——但不是存在主义思想家马丁·布伯所说的"我与你"关系中那种有真情实感的人与人之间的友好。我感觉医生们的真实自我都隐藏在职业身份的背后，与他们之间隔着一堵无形的墙。

在为父亲做继续还是终止续命医疗的决策过程中，我非常想问他的医生这样一个问题：如果他是你的父亲，如果你的父亲处于同样情况，你会做怎样的决定？这个问题并非没有意义。我也衷心希望我们的医生在提供医疗选择时多一些换位思考和同情理解，充分运用自己的专业知识，提供全面的信息，为患者和家庭出谋划策，协助他们做出"知情"、明智的决策，而不是抱着事不关己、随便你们的旁观者态度，甚至有意无意误导他们——如果医生不提供充分信息，或者怀有促进医疗消费的私心，在提供治疗选项时有导向，客观上就会误导患者和家属。

阿图·葛文德医生在《最好的告别》中谈到有三种类型的医患关系，包括"家长型""咨询型""解释型"。

"家长型"医生为患者做决定，患者处于被动接受的位置；"解释型"医生倾听患者、家属，了解他们的治疗愿望，然后帮助他们设计最能够满足他们愿望的方案。

父亲的医生更像是"咨询型"医生。以我的了解，这也是现在最常见的一种医生。他们提出解决具体问题的方法，手术、

ICU、插管、抗生素、输血……家属自己选择，即便他们心里觉得你做了糟糕的选择，也不会告诉你，或者问问你为什么做这样的选择。没有一个医生说不治疗、不采取措施也是一种选择，没有人说也许这是更好的选择。

我们的医生和患者、家属没有形成治疗同盟，很多医务人员都还没有这样的意识和概念。我们的医疗急需改进医生—患者、医生—患者家属的关系，提高医疗过程中的人文关怀，把疾病、死亡和治疗放在患者作为人的整体生命中考虑，见病，也见人。

医疗是专业性很强的行业，一般患者都对医生抱有很高的崇敬和信任之情。在和医生的关系中，患者天然地处于弱势地位。医生仅仅提供解决方案并不够，患者和家属需要更多的专业顾问、咨询、指导，选择达到治疗目的的最佳方案，或者在不服务于自己的医疗目标时，放弃治疗。

我相信医生都是想为患者好的，但是，在"咨询型"医患关系中，会不会出现鼓励、诱导医疗服务的情况？

当初为父亲插管时，在我向年轻医生了解插管是否疼痛、是临时性还是永久性措施时，他告诉我不痛、是临时性措施。当时医生应该清楚父亲已经到了临终，医疗救治无助于达到恢复健康和有意义生活的目的。一定程度上，他们没有详细向我通报情况。

还有一位副主任医师告诉我，继续治疗符合救死扶伤的人道主义原则。她还劝我为哥哥着想，免得他遭受非议。延长临终、拖延死亡的治疗是救死扶伤的人道主义吗？作为医生，她真的这么认为吗？我不怀疑她的诚实和善意，鉴于彼此观念差异太大，我觉得继续讨论没有意义，微笑着结束了和她的交谈。

有"医学之父"之称的古希腊名医希波克拉底说："无为也

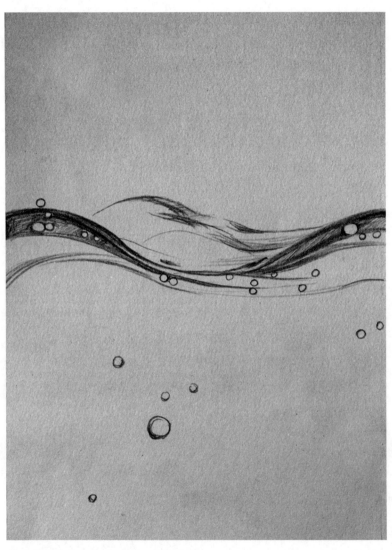

希波克拉底说: 无为也是一种良药

是一种良药。"然而，不用说普通人，就是很多医生也没有这个意识。可以想象，如果医生在介绍临终医疗措施时提醒一句，"这样的治疗对于恢复健康和有意义的生活基本没有什么意义"，我想很多家属会获得放弃或者叫停治疗的勇气，很多临终者会免于临终治疗的折磨。

实际情况是，当医生不断提供延续生命的治疗方法时，很多家属觉得医生认为应该采用这些方法，他们本来就因亲人临终而情绪慌乱、无措，这时候很容易接受医生推荐的措施，为亲人要求治疗。

阿图·葛文德谈到，他在美国的医学院学到很多东西，但是，不包括死亡，"教授们觉得，医学教育的目的是教导我们如何挽救生命，而不是照顾生命的消亡"。这也是中国医学教育的写照吧。如果我们的医学院没有教有关临终管理的知识，那么，医生不懂得如何对待死亡，把拖延死亡视为人道主义，也是可以理解的。没有理论和意识，就不会有相应的行为表现。在医学院和医院加强死亡教育非常重要，也很急迫。如果说在生命末期，延续生命的治疗是折磨、"野蛮"，那么，这种做法就不符合人道主义精神，有违"希波克拉底誓言"中的"不伤害"原则。

第二部分

理解死亡与生命

●死亡的定义：心跳停止？呼吸停止？全脑死亡？

●植物人的死亡与个体的死亡权

●人不是普通生物，不能只考虑肉体存活的维度，而忽略活着的价值和意义

●从孔子、庄子、苏格拉底到海德格尔，认识不同的死亡观

●不要把要实现的目标推迟到老年

●不要想着将来，将来可能不会来

●对死亡祛魅，消除死亡恐惧、死亡焦虑

●打破"沉默的共谋"，消除"病耻感"，让患者获得对死亡的"控制感"

●预防少年抑郁、自杀：学会和孩子谈生死

五　什么是死亡

1

　　小时候，看到麻雀掉在地上，一动不动地躺在那儿，耷拉着脑袋，垂散着羽翼，戳它不动，也不出声，闭着眼睛，或者眼睛睁着，眼球却不动，用手指或者树枝在它眼前晃动，也没有反应，不会眨眼……我们就知道，它死了。

　　我们凭现象就可以判断人的生死。如果他没有呼吸、心跳，叫不应，眼球不转动，面色苍白，口唇变紫，身体变冷、僵硬……我们就知道，这个人不再是活的了。

　　表面看，临终和死亡的区别很明显。一个人要么有动作、呼吸、体温，身体柔软，要么一动不动，没有呼吸、体温，身体僵硬。

　　然而，现在判断死亡没有这么简单了。在身体已经不能维持心跳和呼吸之后，医学可以借助机械手段长时间维持心跳和呼吸。即便脑电波已经停止，不可能恢复，也可以维持这些器官的运行。

　　这种情况下，身体在技术上是活着还是死了？

　　美国社会学家林恩·H.洛夫兰德指出，从前现代到现当代，死亡的定义发生了从简单到复杂的变化。

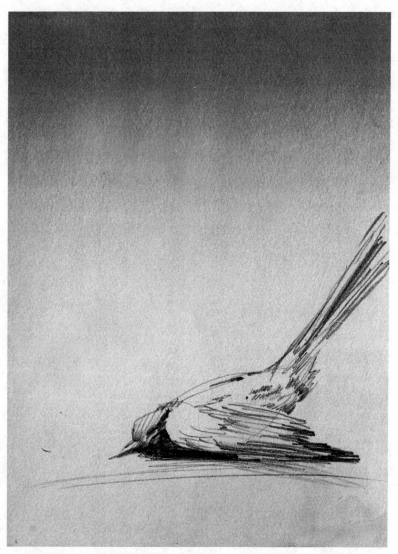

什么是死亡

是否为临终亲人进行延续生命治疗的决定背后，是一系列根本的观念分歧。其中之一，是对死亡的认识。

近100年来，死亡的定义变得复杂，并且，至今没有一个统一接受的标准。

心跳和呼吸停止曾经是死亡认定的依据。这种做法在临床上持续了100多年。

然而，近几十年，医疗技术的进步使得机器能够维持生命体征，以心跳、呼吸停止为死亡认定标准不再足够，而代之以全脑死亡。根据新定义，死亡指循环、呼吸功能和包括脑干在内整个大脑所有功能不可逆的停止。

脑死亡是医学对死亡的定义。然而，即使医学界也对这个定义存有分歧。有研究者认为，全脑死亡定义应该排除其他类似死亡的情况，如深度昏迷。另一些人认为大脑活动的停止必须同时发生在大脑皮层和脑干。

大脑皮层处理意识等更高层次的功能，这些功能将人类与其他生物区分开来。脑干控制呼吸等植物功能。如果一个人大脑皮层功能停止（换句话说，他丧失了意识），脑干活动（如心跳和呼吸）继续，那么，此人处于持续植物状态（PVS）。

从技术上讲，植物人还活着，但这种状态不太可能逆转。最早提出"植物人"概念的两位学者詹内特和普卢姆把这种状态称为"无意识醒觉"。这种存在状态完全是现代技术的产物。

如何认识和对待植物人？他们还活着吗？该继续采取医疗措施维持他们的生命吗？解除医疗措施算是"杀人"、不人道吗？这些问题给无数家庭带来了严峻的道德挑战。

鉴于这种情况，近年来，科学和伦理学界有些人士呼吁用脑皮层标准代替全脑定义。根据这一拟议的标准，符合持续植物人标准的永久昏迷者将被宣布死亡。

一些国家——包括美国、英国的法律还没有采纳脑皮层死亡标准，但允许医疗决策代言人选择放弃临终医疗救治，包括拒绝和停用呼吸机、饲喂管、人工心肺复苏等医疗救治措施。

在发达国家，这个改变是很多人努力争取的结果。美国是现代医疗最早、最深介入临终管理的国家，也是争取死亡权利最早、最激烈的国家。在美国人争取死亡权利的历史上，有两个标志性的案件，即卡伦·安·昆兰案和南希·克鲁赞案。两位案主都是年轻女性。她们的父母不忍心女儿"医疗地"、悲惨地活着，为了让她们获得死亡权利，解除维持生命的医疗措施，提起了艰难诉讼，并最终胜诉。

1975 年 4 月 15 日晚上，卡伦·安·昆兰因不明原因先后两次停止呼吸，时间长达 15 分钟。大脑缺氧导致严重的脑损伤，她陷入了"持续植物状态"。尽管卡伦对周围的事物和人都没有意识，但她并没有脑死亡，因为她仍然具有植物人的功能，并表现出原始的反射能力。她依靠呼吸机辅助呼吸，借助鼻饲管补充营养，她的医生团队认为这两样器械都是她继续生存的必需。

没有可以改善病情的治疗方法，医生预测她的认知功能永远不会恢复。

卡伦的父亲约瑟夫·昆兰和其他家人不希望女儿这样活着，要求取掉她的呼吸机。然而，卡伦的医生莫尔斯博士拒绝了这一要求。他认为卡伦并没有脑死亡，如果取掉呼吸机，她就会死，这样的做法违反医疗标准、惯例和道德。

昆兰先生将该案提交法院，要求法庭授权撤除卡伦的生命维持机制，并任命他做女儿的监护人。最终，法院考虑到维持生命的做法并不完全有利于卡伦——她很可能永远无法恢复认知功能、预后极差，并且考虑到她需要 24 小时强化护理、抗感染药物和呼吸机、导管、胃管的帮助，身体侵犯程度很高，又鉴于卡伦失智、失能，法院允许她父亲作为她的监护人，代表她维护她的隐私权。

法院做出这一决定几周后，在她父亲的要求下，卡伦的呼吸机被取下。

昆兰案是美国死亡权辩论的一个重要转折点。该决定首次确立了宪法规定的隐私权，作为拒绝接受维持生命治疗的依据，为个人接受医疗时的主观意愿提供了法律支持和力量。

该决定也引发了最终医疗决策权从医生向患者和家属转移的微妙变化。此前，公众和法院对医疗界的决策持几乎恭敬的态度，昆兰案将决策权从医疗界重新分配给了患者个人，并开创了一个患者自主和自决的时代。

最后，昆兰将有关临终医疗的问题提到了全美关注的最前沿。美国人开始意识到医疗技术潜在的非人性化、徒劳的使用，以及它给"体面的死亡"带来的障碍。他们要求采取措施，确保他们的遗愿得到执行，他们的家人能够避免昆兰家人的困境和旷日持久的法律斗争。

另一个标志性案例是 1990 年克鲁赞诉密苏里州卫生部案。这个官司一直打到联邦最高法院，成为最高法院裁定的第一个生命终结案。

像昆兰一样，克鲁赞的遭遇对她个人和家庭来说都很悲惨。1983 年 1 月 11 日晚上，南希·克鲁赞在开车过程中失去了对汽车的控制，车翻下了道路。医护人员赶到时，克鲁赞已经没有呼吸或心脏功能。急救人员在事故现场恢复了她的呼吸和心跳，但之前她已经缺氧12到14分钟。通常缺氧6分钟就会造成永久性脑损伤。克鲁赞进入了持续植物状态，表现出运动反射，但没有表现出认知功能的迹象，也没有再次恢复认知功能的可能。她的父母要求医生终止人工营养和补水措施，因为他们认为它们让女儿不死不活，处于一位医生所说的"活地狱"。

地方法院驳回了克鲁赞父母的诉请。他们把官司打到了联邦最高法院。

尽管观点分歧严重，但最高法院确认，任何智力健全的人都有拒绝治疗的权利，并裁定饲喂管是一种医疗措施。最终，1990年，密苏里州的一个下级法院采信了额外的证词，允许撤除饲喂管。圣诞节后的一天，在那场致命的事故发生7年之后，南希·克鲁赞摆脱了由技术中断的漫长死亡过程。

现在，美国最高法院认定，并且所有主要的医学协会都赞同，任何时候，出于任何理由，每一位有行为能力的成年人都有法定权利拒绝任何形式的医疗，或者要求解除医疗措施。这不是自杀，也不是协助自杀、杀人或者安乐死，而是顺其自然，是属于个人的法律权利和道德权利。

据估计，我国现有植物人数量在50万—100万之间，并以每年7万—10万的数字增加。这是一个庞大的数字。如何认识和对待这个群体？他们是活着，还是可以宣布死亡？是该让他们以技术的方式活着，还是应该放他们走，让他们脱离"活地狱"？目前这个决定由家庭自行做出，而个体家庭缺少权威决策依据。世界上其他地方的先例和法院裁决或者可以给我们参考。另一方面，我认为尤其需要相关部门汇集多学科专家研究制订统一的意见，作为家庭决策的依据。

2

医学只是认识死亡的一个角度，然而，目前死亡几乎完全被视为医学问题，临终、死亡变成了医学过程和医疗行为，导致"活着成了活着的目标"，并不考虑"临终的意义及其在更广阔的视野和整个生命历程中的地位"。这是非常可悲的事情，可以说，是对人性和人的尊严的贬低。

人不是普通的生物、生命，仅仅从医学、生理的角度思考人的生命与死亡远远不够。

形象地说，身体好比电脑的硬件，也有人将其比喻为心灵的居所、殿堂。生物性、肉体性的生命并不是完全的人的生命。人还有精神、心灵、情感的部分，不妨将这些称为软件。没有这些软件，人与其他生物无异。这一点，否定的人可能不多。虽然在做临终医疗决策的时候，很多人忽视了这一个维度，只考虑到肉体生命的维度。

关注人精神、心灵、情感面的是哲学、宗教、心理学。只有加上这些视角，才能完整地理解和认识生命、死亡。

哲学家和神学家试图描述一个活生生的人必须具备的属性，这就是"人格"。"人格"包括人区别于或者优于其他动物的复杂活动（或参与活动的能力），如思维、推理、感觉、语言、人际交往等等。更高级的大脑公式将死亡定义为"失去对一个人而言至关重要的东西"，主张从人格角度定义死亡的人经常将这些特征与大脑功能联系起来。没有大脑活动，人就无法进行这些基本活动。有些研究者认为，一个有呼吸的身体本身并不是一个人，而且，没有正常运作的大脑，患者只是呼吸的身体。因此，当大脑遭受不可逆转的功能丧失时，人格就结束了。

其他哲学家认为，某种"个人身份"的概念支持以大脑为导向的死亡定义。根据这一论点，当大脑停止运作时，即便身体在生物学上是活着的，患者也不再作为个体存在。

在当前和可预见的未来，医疗技术不可能恢复人类思维和人格。目前，在大多数地方，死亡的定义更为保守——全脑电活动的不可逆停止，而不仅仅是大脑皮质活动的停止。然而，最终，死亡的标准可能是认知功能永久性和不可逆转的丧失——这意味着大脑皮层的死亡。未来，全脑死亡的定义可能将会变为大脑皮层死亡。

无论如何，迄今为止，所有观点都一致认为，所有大脑功能不可逆转的终止足以决定生物体的死亡。允许维持呼吸和循环的医疗技术的发展，引起了社会对不必要或不适当使用该技术的广泛关注，不是所有人都赞成使用这些技术。

如果我们同意活着并不是唯一的目标，而要把人性的需求纳入考虑，关心活着的价值和意义，就必须要考虑是否采取这些医疗措施。

3

死亡和生命一体两面。讨论死亡必须讨论生命。在我看来，在医疗技术可以让人"技术地""虚假地"活着的当代，做医疗决策时，区分活着和死亡的意义不大。真正有意义的，是区分活着与生活。

很多人只要活着就行,不考虑活着的价值和意义问题,或者说,在为亲人做临终医疗决策时, 只考虑到肉体存活的维度, 而没有考虑活着的价值、意义问题。

另一些人则认为, 如果没有生活, 活着就没有意义, 与死亡无异, 甚至连死亡都不如, 是"生不如死""昂贵的刑罚"。

那么, 何谓生活呢?

所谓生活, 广义上指人的各种活动,包括日常生活行为、学习、工作、休闲、社交、娱乐等。

根据生活的定义,靠机器维持和延续生命的临终者活着, 但是,这些人没有真正的生活,这样的活着丧失了存在的价值和意义,毋宁说是"虚假地"活着。

对于选择临终医疗决策, 生活是比活着更有意义的指标。

活着和生活是两回事。作为人, 我们到底想要活着, 还是想要生活? 如果活着却没有生活, 我们还愿意活着吗?

这是一个每个人需要叩问自己的大问题。

很多人没有进行这样的区分。

如果有区分, 在思考之后, 无论做出什么样的选择, 哪怕决定只要活着就可以, 那也经过了选择, 与未经区分、未经思考的结果是不一样的。

苏格拉底有一句名言:"未经省察的人生不值得过。"未经省察的临终、死亡根本就是悲剧, 而且是无法挽回的悲剧。

在我的观念中, 仅有微意识, 丧失了感知、认知、表达和交往能力的父亲实质上已经死了, 人格、主体性已经瓦解了, 医疗维持的活着没有实际意义。正是基于这样的认识, 我主张叫停治疗,放他离开。

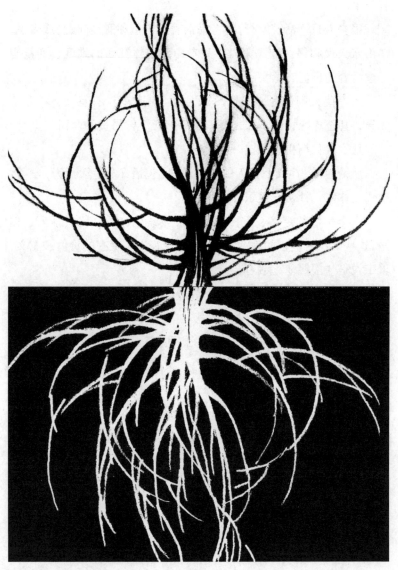

死亡和生命是一体两面

六　死亡观：不同的思想传统

死亡的存在与生命的存在一样漫长，人类一直在与死亡打交道，并形成了丰富、多元的死亡观。了解不同的死亡观有助于我们认识和思考死亡，并最终成为感受、反应和采取行动的先导。

儒家思想是中华文化的主体思想，对中国人的观念影响特别大。儒家的创立者孔子对死亡采取"悬置"的态度。门生季路向他询问死是怎么回事，他回答说："未知生，焉知死？"意思是说，生都还搞不清楚，谈什么死？显然，孔子不主张谈论死亡问题。

今天很多人不谈死亡、讳言死亡，与孔子的态度可说一脉相承。

季路又问事鬼神，孔子回答说："未能事人，焉能事鬼？"意思是说，活人的事情还没有弄清楚，活着的时候应该怎样做人还没有弄懂，哪有时间去研究死人的事情？哪有精力去考虑该为他们做什么？这表明孔子不关心人死之后是否有灵魂，是否会以灵魂、鬼魂的方式存在，或者根本就表明孔子认为人死之后没有灵魂，世上没有鬼魂存在。儒家不考虑人到哪里去的问题——同时，儒家也不考虑人从哪里来的问题。

在儒家的观念下，人只有这一生，"人死如灯灭"。在这样的观念下，死亡是一件恐怖和令人绝望的事情，拼命活着就是可以理解的了。

在人们对疾病、死亡无可奈何的古代，在医学不发达的前现代时期，不讨论死亡是可以理解的，危害性也不大。既然只能被动承受死亡，还不如不讨论呢。但是，放在需要对临终、死亡方式做出选择的今天，不同的选择导致临终、死亡质量悬殊，不讨论死亡和死亡方式是有严重后果的。

今天的人如果不想陷入糟糕、无知无识的死亡，一定不能采取免谈死亡的态度，一定要认真地思考死亡，并且务必把自己的想法向有权代做临终医疗决策和处理后事的亲人交代清楚。

回避死亡讨论的心理根源可能是惧怕死亡、不接受死亡，当死亡发生的时候，典型的反应是悲伤、哀恸。据记载，孔门弟子颜渊去世后，孔子恸哭不已，这与他的死亡观相吻合。

在死亡问题上，道家的庄子更豁达。妻子去世后，庄子不是哀伤号泣，而是"鼓盆而歌"。也许有人觉得庄子薄情，其实，他的反应不过体现了他的死亡观。在他看来，人本来就是从无到有，死亡不过是重归于无，是像春夏秋冬四季运行一样自然的事情。面对指责，他说："死去的那个人将安安稳稳地寝卧在天地之间，而我却呜呜地围着她啼哭，自认为这是不懂天命自然的道理，所以也就停止了哭泣。"

可惜，庄子的死亡观在普罗大众中间几乎没什么影响。

我年轻时就欣赏庄子对死亡的态度，虽然，我觉得他对妻子死亡的反应嬉皮有余、庄重不足，有点行为艺术的感觉。我想我的反应介于他和孔子之间，不至于歌之舞之，却也不会悲伤欲绝，或者陷入焦虑、抑郁。我希望保持心境的平和、稳定。

西方哲学的鼻祖、古希腊哲学家苏格拉底与孔子差不多同时代。他的死亡观与孔子截然相反。他认为，"真正追求哲学，无非是学习死，学习处于死的状态"。

苏格拉底把死亡视为人生的核心主题，是哲学的起点和核心命题。把人的存在二分为肉体和精神，认为死亡的只是人的肉体，只有肉体才存在死亡的问题。精神是拘役在身体之内的囚徒，身体的牢笼消亡之后，精神获得了释放，继续存在着。人的灵魂、精神不死、不朽。

苏格拉底以"渎神"和"蛊惑"年轻人被判死刑。他不赞同对他的判决，但他接受判决。他可以认罪、交罚金脱刑，但他拒绝这样做。行刑之前，他有机会逃跑，他也拒绝了。他当着学生、友人的面，谈笑间喝下毒芹汁，慷慨赴死。

苏格拉底体现出视死如归、捍卫独立思想的精神，千百年来，引起后世人的钦佩、赞叹。他的表现反映了他的生死观：既然人是肉体和精神的统一体，既然身体只是心灵的居所，如果保全身体需要牺牲精神，那就是本末倒置。何况，精神在离开肉身之后，还会继续活着，顺理成章地，死亡当然也就没有那么大不了了。

另一位古希腊哲学家伊壁鸠鲁是最早提出积极面对死亡的思想家："死亡未来时好好地活，死亡到来时好好地死。"伊壁鸠鲁学派的另一位大家卢克莱修的名言"我们活着的时候，死亡不存在；死亡发生的时候，我们已经不在了"，千百年来帮助无数人克服了死亡恐惧。

我也很赞赏斯多葛学派的死亡观。该学派认为生病与死亡都只是遵守大自然不变的法则罢了，主张正视和接受，因此，该学派的人面对死亡就不会有太强烈的情绪反应，不会那么悲伤、痛苦。

当代存在主义继续了死亡讨论的哲学传统。存在主义哲学的代表人物马丁·海德格尔"向死而生"的观念影响了很多人。"向死而生"的意思是说，当人意识到自己终将一死时，就会深刻反思生命的意义。

心理学领域也出现了以死亡为核心关注的存在主义心理学和存在主义心理咨询，"意义疗法"创始人、《活出生命的意义》作者维克多·弗兰克在纳粹集中营经历了九死一生的折磨，最终凭着坚强的意志和对生命意义的追求活了下来。他发现，在艰难的情况下，有求生意志、精神追求和美好期待的人容易活下来，而自我放弃的人很快会生病、死去。他的至理名言是：人在任何时候都有一个不可剥夺的自由，那就是面对事情的态度——无论是面对苦难、压迫，还是疾病、死亡。

以死亡为中心主题的西方哲学提供了面对死亡的丰富思想，鼓励人们讨论死亡、学习死亡、克服死亡恐惧，最终更好地面对死亡。

在当代，死亡讨论在西方进行得如火如荼。死亡不仅是哲学家、社会学家、心理学家关心的主题，小学、中学和高等学府都在进行死亡教育，社会上有很多旨在克服死亡焦虑和死亡恐惧的讲座、沙龙活动，总的方向是引导人们接受死亡、克服死亡恐惧。

3

死亡是宗教产生的根源。宗教是理解和处理死亡的另一个思想范畴。哲学不考虑死后的事情，然而，绝大部分的宗教都设定了灵魂，也都为灵魂"安排"了去处，依据人们在世时的表现，或者根据生前选择的信仰，去到各自信仰描绘的天堂或者地狱。

人几乎是本能地会思考人死之后的事情。有无灵魂的问题几乎是自然内生的，而不是从外面植入的。人似乎天然不相信死了就死了，而多少相信有一个死后的世界，死后会以灵魂的形式继续存在和生活。在生命的尽头，当身体不可避免地朽坏，宗教通过提供一个来生、永生的盼望，给人以期许、鼓励和精神安慰，一定程度上有助于消解死亡恐惧，死得更加安宁。

佛教认为活着的时候好好修行，死后可以进入西方极乐世界，或者转世为人，开始另一次生命——既然如此，死亡就没那么可怕了。因为有着对极乐世界的盼望，信徒对死亡的恐惧相对会少一些，在临终的时候，因为关注灵魂的部分，尽量消除对活着的"执念"，一定程度上会更为超脱。

我母亲的奶奶是位虔诚的居士，母亲小时候常常跟着她"走庙子"，庙里的尼姑和拜忏的居士们都很喜欢她，她接受了一些佛教的观念。成年以后，很长一段时间她远离了佛教，20世纪90年代以后，她又逐步恢复了一些和佛教的关系，时不时去寺庙烧香拜佛，卸下一些心理负担。

2016年她得了结肠癌，睡眠也不好，安眠药、抗焦虑药对她无效。为了让她获得内心的安宁，缓解焦虑，我鼓励她把念佛作为每天生活的功课。我们一起制订了一个任务：每天念一万次"阿弥陀佛"，分上午、下午、晚间三次进行，我每天都要询问完成情况。

临终那一年半的时间，她更加认真地念佛。照顾她时间最长的珍珍是一位虔诚的佛教徒，她每天陪老人家念佛，常常劝她不要把注意力放在身体的痛苦和治疗上，要把眼光看向未来，争取死后去西方极乐世界。我也用这套观念和话语同母亲交谈，对她的心境和情绪很有帮助。

许多人认为基督教也有助于信徒减轻和克服死亡恐惧。不同于佛教，基督教认为死亡只发生一次。不过，基督徒并不认为一切都会在死亡时停止。他们认为舍弃了身体形态后，保持了信仰、忠诚的基督徒会去到天堂，和上帝在一起，享受永恒的快乐——既然如此，死亡当然也就没有那么可怕了。

婆母临终的时候，教会的志工琳达每天来养老院康养中心探望她，给她念赞美诗。在她弥留之际，牧师来到床旁为她做临终祷告，给她一个去天堂、和已故爱人团聚的盼望。这样的话语帮助临终者消除对死亡以后的未知和空虚的恐惧，美好的盼望带给临终者积极的心理安抚。

我们的主流思想不讨论死亡和死后的事情，这个空缺由民间传统思想填补了。民间丧葬习俗反映了国人人死之后有灵魂、鬼魂的观念。传统文化中的祖先崇拜、清明祭扫等做法反映出人们认为死后有灵魂的观念。对于国人来说，这样的观念可以在安抚死亡恐惧方面发挥着类似于佛教、基督教的作用。

按照习俗，在一年的除夕、清明、七月半、逝者忌日，很多家庭会给逝去的亲人烧香、烧纸钱，供奉各种祭品，有些地方在正月初二、正月十五也举行类似活动。如果不是相信死后有灵，灵魂在另一个世界活着，并且还像活着的人一样需要消费，何必烧纸钱、祭品？

在死后是否有灵魂、鬼魂的问题上，很多人在理性、知识层面与潜意识、心灵层面的认识不统一，并且普遍想象鬼魂是不友好、可怕的。这样的想象导致对鬼魂潜在而隐秘的恐惧。

这种认为死后有灵魂的思想其实也可以发挥积极的作用，带给临终者和亲属心理安慰。如果临终者相信死后有灵魂、灵魂去往阴间，在那里继续生活，活着的人会为他们提供在那里的生活所需，死亡是不是可以变得没有那么可怕？想到逝者是去了阴间继续生活，亲人是不是可以不那么悲伤？

4

不是每个人都有宗教信仰，或者认同有个阴间的想象。

离开乡下以后，我走出了鬼魂恐惧，对于死后有无灵魂、鬼魂的问题则持不可知的态度。无论有没有，我都主张以同样积极的态度生活。如果没有来生，那今生一定要好好过、好好表现，成为最好的自己，因为以后没有机会了；如果有来生，也一定要好好过、好好表现，成为最好的自己，因为这样就是为来生做了最好的准备，不用担心不能通过进入下一个世界的考验，或者要下地狱、堕入恶道、下油锅什么的。

我没有接受佛教、基督教或者民间文化的永生概念。我持有英国哲学家伯特兰·罗素那样世俗化的永生、不朽观念。

罗素把个体生命比喻成一个雨滴。个体生命的雨滴降落到地上，和别的雨滴一起进入山涧、小溪，逐步融入河流、大海，最

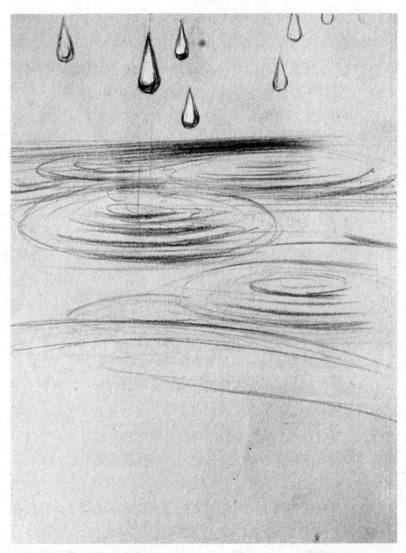

罗素把生命比喻成一个雨滴

后归入大洋。他说，这整个过程就是一个自我的藩篱不断后退的过程，直到自我最后彻底消弭，与整体人类生命融为一体。他说他将如此度过人生：尽力做自己力所能及的事情，这样，到了生命的最后，躺在灵床上，想到自己已经尽力了，而来不及完成的事情将有别人继续完成，就可以放心地死去。

我认为人类一体，每个人都是人类总体生命链条上的一个节点。个体的存在会消亡，人类整体生命的河流川流不息，代代相传。

个体的身上汇聚着前人的物质基因，并通过生育传承这种基因；个体的精神也积聚了前人的思想、文化基因，也将通过教育子女，通过自己的交往、发言、行为和书写等各种方式弘扬和传递，融入人类的整体精神。

对于没有宗教信仰的人来说，这种人类一体、生生不息的生死观同样有助于消除死亡恐惧。我没有死亡焦虑、恐惧。我很久以前就已经克服了这些情绪，内心获得了极大的自由和安宁。与前人、后人及所有人生命相联系的感知也让我获得了对人的信任和安全感。

七 死亡是敌是友？是恶是善？

死亡和我们之间，是什么关系？

对这个关系的认知决定性地影响我们对死亡的态度和反应。

行为是由思想、观念所致，是思想、观念的外化、体现。行为不会说谎。在自己或者亲人生命的尽头"穷尽一切措施，治疗到底"的做法背后，根本上是把死亡视为终极的敌人，也是世界上可以发生的最可怕、最糟糕的事情。为了对抗这个敌人，避免这个结果，一切治疗、一切抵抗措施和折磨，都可以接受。

这是大多数人有意无意的观念。

问题是，死亡是敌人吗？

阿图·葛文德医生在谈到死亡时，不是说"死亡是我们的敌人"，而是说"如果死亡算是敌人"——即便如此，他接着说，相对于医学，这个敌人拥有优势力量，它永远是最后的赢家，而人类只能是永远的输家。

因此，在他看来，从战略的角度讲，在生命的尽头，明智的做法不是不顾一切战斗到底，因为这只会招致最大的损失，因此得不偿失。

如果我们承认这个世界除了死，还有比死更可怕的事情，有"生不如死"，那么，我们就可以重新思考临终医疗决策，避免那些让人活着，但是带来巨大痛苦和折磨的措施。

除了肉体层面的痛苦和折磨，敌视死亡、战斗到底还有可能会带来恶劣的精神、心理后果。众所周知，在战场上，面对一个打不赢的敌人，坚持战斗只能招致失败和屈辱。不妨去 ICU、临终病房看看那些作为"战场""阵地"的临终者的境况，他们会怀着失败的不甘死去。以失败者、牺牲者的身份死去，难有内心的安宁。这样的感受极其糟糕，带着这样的心境死去才是真正的悲剧，而且，留给亲人的感受也不好。

研究证实，亲人死于激烈、漫长的治疗，活着的人更可能遭遇长期哀伤和抑郁的折磨。他们看到亲人的挣扎和痛苦，感到无奈、无助，甚至，他们也会在心里质疑持续的治疗是否加剧了亲人的痛苦，质疑自己是不是做了错误的决定。

当然，临终医疗涉及不菲的开销，很多家庭也有经济压力，而陪伴、照顾临终者需要时间、精力，给事业、家庭带来不利影响。

阿图·葛文德医生从战略的角度鼓励人们审时度势，适时"投降"，停止战斗。

"投降"之说仍然是敌对思维和战斗思维的体现。投降可以保存剩余力量，减少伤害和损失，不失明智。然而，这种说法带给人的心理感受也好不到哪里去。这是一种被动、无可奈何的感觉，当事人同样会有失败、牺牲、不甘、屈辱之类不良的感受。

其实，死亡内在于生命之中。从获得生命的那一刻开始，人就在一点点走向死亡。死亡与生命同时产生，是生命内在的规律。

敌视死亡无异于敌视生命，对抗死亡，无异于对抗自然法则。

我们也可以积极看待死亡，接受它、拥抱它——与它和解。

没有敌对就没有紧张、焦虑和恐惧，没有战斗就没有损失和伤害，也就没有失败和不甘。

死亡不可克服，无需克服，而且，死亡有它的积极意义。即便视之为恶，从进化的角度讲，这种恶对于人类而言也是必要的。

法国生物物理学家、哲学家勒孔特·杜·努伊在《人类的命运》里说："从进化的角度看，死亡是自然最伟大的发明。"

他的观点得到当代进化论研究的支持。

进化论长期把死亡视为进化错误，认为不可能有限制寿命和引起常见老年衰退症状的基因，自然选择应该淘汰导致主人死亡和健康恶化的基因。然而，近年来，进化论也为死亡正名了。2015年，哈佛大学怀斯生物工程启发研究所和新英格兰复杂系统研究所的两位科学家推翻了这一观点。他们采用计算机模拟研究，结果发现，限制自身寿命的生物比寿命更长的生物更有优势，更具竞争力。

也就是说，不同于以往的看法，当代进化论认为，死亡并不是一个进化错误，而是具有遗传和进化的积极意义。

我的婆母不时感慨自己活着是浪费资源，为自己不能为社会做贡献感到不安。她说这些话是发自内心的。其实，她花她自己的钱。她住在养老院，从日常生活到看病就医都不需要子女操心。她从不向子女提任何要求，对子女探望的问题，她也从无怨言。

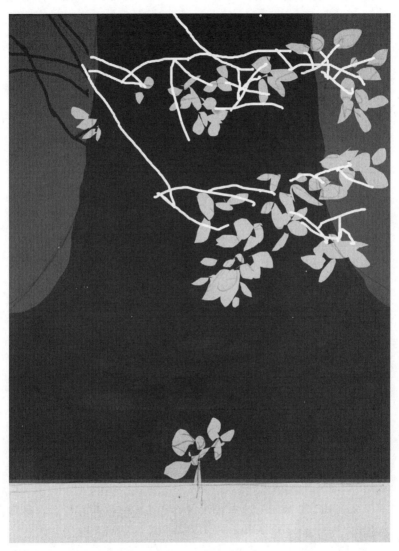

死亡不可克服，无需克服

在我看来，她没有给任何人增加负担。就是在这种情况下，她也有一种自觉，认为自己没有继续为社会做贡献，并感到某种不安。

我完全理解她的感受。换成是我，也会这么想的。

我母亲生前也常常谈到死亡的必要性，常说："如果老人都不死，地球哪里装得下这么多人？如果老人占着位置、资源，年轻人怎么活？"

在她看来，为了给后代的到来和生存腾出空间、创造条件，死亡是必要的。这种思考体现了一种人类整体观，把死亡放在一个全局的视角，也暗合了当代进化论的研究结论。我母亲不是学者，不懂进化论，她对死亡的必要性有着自然、朴素的理解。她对自己患癌和死亡是完全接受的，平静、坦然，没有愤怒、惊愕、恐慌之类的情绪。她总说："人总要得个什么病，总要痛才会死。"对于她来说，衰老、生病、疼痛、死亡都再正常不过。

的确，如果不是有死亡，现在活在地球上的人可能都不会出生。我们来到人间，乃是因为一代一代前人的退出。我们活够了、完成任务了，也需要退出、让位。

我希望自己未来可以退出得爽快一点、痛快一点、干脆一点，像尼采说的那样，"在正确的时间死去"。

3

死亡是必要的吗？甚至根本就是好事？当代西方哲学有很多的论述，死亡哲学学者大都持这样的观点。

彼得·科斯滕鲍姆是著名的死亡哲学家，著有《死亡有答案吗？》一书。他从哲学的角度指出了死亡的多重必要性，包括：

为了品味生活，我们需要死亡；死亡是为了让人感到活着而创造出来的；死亡使人可以做出真实的决定，决定保持勇敢和正直；死亡给我们力量，我们因此可以做出重大决定；等等。

我对科斯滕鲍姆的观点深有共鸣。

2008 年，我 40 岁。借着规划养老和医疗保险，我认真地思考了老年、绝症、临终和死亡。我强烈地意识到我是要死的，那个时间未必很久。假如我只能活到 65 岁呢？假如我只能活到 55 岁呢？如果只有 25 年、15 年可活，我想如何度过？

我思考了有生之年什么对我最重要，以及我真正想成为什么样的人。两年后，我结束了第一段婚姻。5 年后，我辞去了教职，成了一个自由人，阅读、思考、翻译、写作，和有需求的人讨论关系、亲子、婚姻、生死这些我真正关心的问题。

我们没有无限的生命，即便高寿，大多数人也难以长期维持健康、活力、创造力。据世卫组织《2018 世界卫生统计报告》，中国人的平均健康寿命 68.7 岁，有不少的老年人晚年都是与疾病作伴，承受疾病的折磨。因此，不要抱有幻想，把想要实现的目标和生活推迟到老年。如果要写书，赶紧写。想过怎样的生活，马上开始。不要想着将来，将来可能不会来。

也是在 2008 年的这次思考中，我觉得我不需要为衰老、绝症、临终医疗投保，也不需要为这些事情赚钱、存钱。我并不准备在老年丧失独立生活能力的情况下依靠别人照顾活着。如果绝症、死亡当前，我也根本就不需要救治，更不需要入住贵宾病房。那时候，我女儿早已成年，父母已经不在了。在完成了人生的责任之后，我完全有"资格"死了。

我把我的思考和决定告诉保险规划师，她非常吃惊，进而表示了理解。

如果我们认可死亡对于生活的必要性，我们就不必把死亡视为敌人。改变对死亡的敌视，接受死亡以后，我们可以更加积极地生活，临终的时候无需拽住生命不放，而可以安然地逝去。

实际上，当病痛折磨我们，生活无聊、无意义的时候，我们甚至会欢迎死亡。英国安宁疗护专家凯瑟琳·曼尼克斯医生在长达半个世纪的职业生涯中陪伴了数以千计的人走向死亡，在她看来，"死亡不仅是人类经历的必要组成部分，甚至是受欢迎的部分，它是不确定性或者绝望的终结，是强制性的时间界限，时间和关系因此成为无价之宝；它是一种应许，保证我们终将放下生活的重担，结束循环往复的日常斗争"。

的确，死亡结束了生命，同时也结束了人间的辛劳、疾病、寂寞、无聊。死亡让人"歇了尘世的工"，可以安息。

当然，积极评价死亡、接受死亡绝不意味着能治的病不治，或者巴不得早死。只是说不敌视、惧怕死亡，承认、接受死亡，在生命终点的时候，不与死亡缠斗，因此可以死得更好，死亡质量更高，内心更加安宁。

就我自己而言，我感激父母带我来到世界，我享受生命，力争活出最好的自己，但是，在生命的尽头，当活着不再有价值和意义，"活着成了活着的目的"的时候，我一定不准备做"战士"或者"战场"。

死亡是客观现象，如何看待死亡，消极或者积极，抗拒或者接受，每个人可以做出个人的选择。不同的选择带来的心理和存在状态差异很大。

当我们以积极、接受的态度面对死亡的时候，我们就超越了死亡恐惧，摆脱了死亡恐惧对心灵的钳制，可以更好地活在当下，临终、死亡的时候，也有更多的平静、尊严。

4

一般人都把死亡视为悲惨、不幸的事情。这是敌视死亡思维必然的结论。在敌对思维下，所有死亡一概被视为悲剧。于是，我们看到讣告都有这样一句话"不幸逝世"。

死亡就是死亡，所谓悲剧、不幸，是人们对死亡这个事实的解读。视死亡为悲剧、不幸的观点反映了人们对死亡的敌视、抗拒，当它最终发生的时候，感到难以接受，却又无可奈何，感到挫败、悲伤，所以把它说成是"不幸"的事情。

"人生七十古来稀。"自古以来，在不同的文化传统中，70岁被视为人可以活到的年龄。今天，人类的平均年龄已经超过70岁，接近80岁，寿尽而终，人生的责任也都完成了，死亡不是正常现象吗？

死亡是不幸、悲剧，还是自然而然的事情，不同的观念引起不同的情绪反应。

我们可以不必把死亡视为一件悲惨、不幸、无法承受的事情——是这样的想法导致我们在亲人临终时拒绝放手，是这样的想法让我们在亲人去世后悲痛欲绝。

如果我们改变观念，告诉自己"死亡很正常"，我们就会有截然不同的感觉和情绪反应。

其实，或许我们可以这么想，生命是每个人白得的礼物，来到世上是一个绝大的偶然，绝对是小概率事件，真正的"中大奖"。

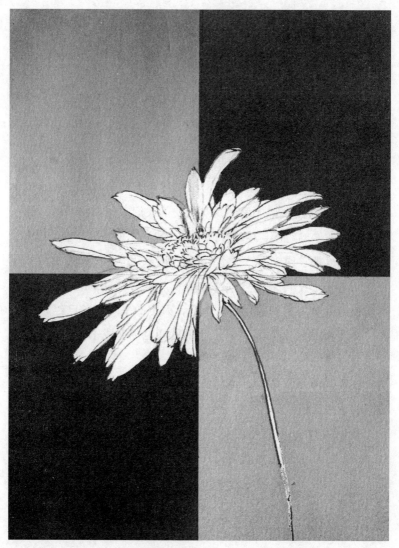

死亡是为了让人感到活着而创造出来的

谁也没有为获得生命付出什么努力。从一开始就没谁承诺我们必定活到哪个年龄。生死无常，一个人任何时候失去生命都是可能的。我们能够做的是尽量爱护生命，但不能保证因此就不生病、不出意外。

事实上，没什么"不应该死"的年龄。如果我们认识到这一点，那么，死亡在任何时候降临，都不需要太过意外，也很容易调整好情绪。在生命的尽头，也更容易放手，接受死亡，安然逝去。

5

2016年7月31日，周六上午，亚仁接到养老院康养中心护士通知，婆母病倒了。

那几天，亚仁的女儿欧拉雅正巧探亲在家。周四她到家的当晚，我们一起接婆母外出就餐。看到大孙女，老人家很开心，吃得也很好。吃饭过程中，她吞咽的时候哽了一下，涨红了脸，呛咳了几声。这是一个不好的征兆。我心里掠过一丝不祥的感觉。

周五中午，我们仨去养老院和她一起午餐。她情绪和饮食都很好，饭后我们还在院子里玩了一会儿。分别的时候，我们和她相约周日下午接她到我们家吃晚饭，她兴高采烈地说："好！"还不忘加一句："这是我一周最盼望的事了！"

真是风云突变啊！是上次的心肺问题复发了吗？

我们赶到她房间时，她已经在输液。不清楚病因，她自己说不清楚哪里不舒服，脸色苍白，不住地呻吟。护士已经取了血样送往医院化验。

下午，检查报告出来了。是尿路感染，不是旧病复发。尿路感染不是很严重的病，治疗也容易。我放下心来。

同样的病得在身强体健的中青年人身上和得在风烛残年的老人身上，后果是不一样的。小小的尿路感染最终带走了她。

周一她输了一天的抗生素。晚间我们去探望她时，情况不见好转。血压低，感觉痛苦，没有食欲。

第二天，她接着输液。我们取消了和女儿去海边玩的计划，三个人全天陪在老人身边。这一天，她意识到了死亡的来临，或者说，她产生了死亡意识。她闭着眼睛痛苦呻吟，但时不时停下来，看着我们说，"我爱你们所有人""谢谢你们陪我"，后来她不再睁眼，只是嘟哝着说"我要死了""我有点儿害怕"，要求我们"不要走开"。

我们围着她，回应她，抚摸她，握着她的手，不时问食问水。

下午以后，她更明确地感受到死亡。她呻吟着说"死亡不好玩儿"，并跟我们每个人都做了单独的交谈。她告诉亚仁"你是最好的儿子"，告诉欧拉雅"你是我第一个孙女，我非常爱你"。他们回家取电脑，房间里只有我一个人的时候，她突然睁开眼睛，关心我："你喜欢作为这个家里的一员吗？"我告诉她："我很喜欢。每个人对我都很好。"她满意地微笑点头，说："那就好。"

老人的死亡意识和诀别式的话语让我有些难过。我宁愿相信还有转机，希望她只是有些紧张罢了。这是我第一次陪伴一个亲人临终，我不懂得她的表现就是死亡的征兆。

康养中心的护士见多了死亡，很有经验，知道老人家进入濒死阶段了。她们默默地给我们送上了一本介绍死亡的小册子《走出了我的视线》。这个小册子是加拿大临终关怀护士、著名临终教育专家芭芭拉·卡恩斯撰写的，介绍临终的征兆，帮助家属了解临终、死亡。

　　我还是不肯完全相信老人就要永远和我们离别了，却也感动于康养中心考虑得周到。他们早早地教家属认识、理解死亡，学习如何最好地陪伴老人生命最后的阶段，也学会平静地接受死亡和离别。

　　芭芭拉引用了美国作家亨利·凡·戴克对死亡的描写。作者把死亡描写为"张开白帆的船，清晨的微风伴着它，驶向蓝色的海洋"，活着的亲人在此岸目送着船儿驶远，直到它飘到海天相接的远处，离开了视线，意识到"她走了"！而在大洋的另一端，另一些人注视着她，欢呼"她来了"！作者说，这就是死亡。

　　这首诗描绘的死亡意象如此美好，令人安慰。后来，我把它分享给了很多面临亲人临终、死亡的朋友，他们也都获得了安慰和开解。

　　周三早上，康养中心停止给老人输液，因为她的心脏承受不了。令人振奋的是，前一天停止工作的肾脏恢复了排尿功能，抗生素也发挥了效力，血压回升，脉搏有力。

　　在临终的时候，不是所有器官都在同一个时间停止运行，死亡的过程中，也有能量突然增长的时候，也就是所谓"回光返照"。

　　我们心中又燃起了一丝希望。护士长也一样。她告诉我们，只要口服抗生素、饮水、逐步恢复进食，就有康复的可能。

　　可是，老人家拒绝吃药、进食，连水都不肯喝。看起来她是决心要走了。医护人员和家人都选择了尊重她的意愿，按照上一次姐弟们的约定，没有送她去医院救治。

　　其间亚仁也有几次请求她："为了我，喝点水好吗？"有时候，她会抿一小口，再请求，她就不再响应了。亚仁也不再勉强。

这天，老人家教会的志工琳达来访。琳达目睹过很多的死亡。她认为婆母的情况很不乐观，大概活不过一两天。她为婆母朗读了牧师史蒂文·查尔斯顿的诗《上帝爱你》。这首诗向临终者表达一种无条件、无保留、全然的爱，作者称之为上帝之爱、爱之爱。

爱洋溢贯穿着整个临终过程。爱的表达，是整个死亡过程中主要的话语。婆母说得最多的是"我爱你们""我爱你们所有人"；教会应许她上帝之爱、爱之爱；家人一天无数次地对她说"爱你""非常爱你"。

爱是一种积极的感情。爱的表达，无论对于即将离去的人，还是活着的人，都是极大的鼓励和安慰。

琳达询问是否需要牧师过来做临终祷告。亚仁不是基督徒，但他觉得妈妈肯定想要一个基督教的临终仪式。出于对妈妈信仰的尊重，他抛开自己的信仰，同意请牧师过来。一小时后，牧师乔治过来为她举行了临终仪式。他念了几段《圣经》经文和一首赞美诗，祝愿老人家的灵魂进入天堂，安息主怀，永享安宁。

临别时，他安慰我们说："死亡不是关系的结束，而是新关系的开始。"这是一个看待与逝者关系的积极态度和视角。

到晚饭时分，婆母还是没有喝水、进食，我和亚仁基本不抱她康复的希望了。谁知，我们晚餐回去后，护士长欣喜地告诉我们，在她的央求下，老人家喝了三杯稠稠的果味汁水，还吃了半盒布丁！我们顿感振奋，祈祷如同护士长所说，随着体内细菌得到完全控制，老人家可以开始饮水、进食，如此，则康复有望。

然而，周四早晨老人家又拒绝饮水和进食。也许她昨天喝水、进食只是为了配合护士长，表达对她长期照顾的感激？

停止饮食后又进食也是回光返照的一部分。这是她最后一次进食，之后，她连口服抗生素也不接受了。她只接受抗焦虑药。护士长告诉她，那不是给她治病，而是让她舒服的药以后，她才张口接受。

护士长认为婆母没有活下来的意愿。婆母告诉护士长和我们"让我走"。她已经决意告别这个世界了。没有人执意挽留她、阻止她。没有人哄骗她、勉强她吃东西。护士、家人为她做任何事情，都先征求她的意见，按她的意见办。她的主体性、自主性得到充分的尊重，直到生命的最后。

这一天，我们情绪上有些低落。有趣的是，在意识昙花一现有所恢复时，婆母告诉亚仁："我希望过正常的家庭生活，我做饭给大家吃。"亚仁很吃惊，她都已经 11 年不进厨房了。她在生命最后偶然清醒的时候，体现出了母性的本能。她的另外一些话，如"我希望晚上死，因为我不想给你们添麻烦""我希望得体地死，但是我不知道怎么才做得到"，也体现了她的性格和一贯的风范：不愿意给子女和任何人添麻烦，注重自身行为的得体、恰当。

我们当然希望她能陪我们久一些，同时，我们也理解她可能厌倦了坐轮椅、失去独立性的生活。亚仁觉得她没什么活着的乐趣，也不再有任何牵挂和向往了。护士长也表示理解婆母的决定，说由于认知症，婆母时常意识糊涂，参加集体游戏和活动常常跟不上同伴，不免沮丧，自尊心受到打击，生趣减少，"也许是到了她觉得该走的时候了"。

这个时候，我们唯一能做的就是陪着她。我和亚仁一左一右坐在她的床头，握着她的手，看书、聊天，不时叫叫她、抱抱她，抚摸她、亲亲她，说爱她，转告姐弟及亲友的问候与赞美。我们也时不时询问她可否喂她点儿水。偶尔她愿意抿一小口，大多数时候，她摇头拒绝。

周五上午，老人的血压、心跳都还正常。看起来她仍然有活下来的机会，但她仍然拒绝进食、饮水。至此，她已经5天不曾进食了，从周三早上停止输液以来，已经两天没有补充足够的水。身体缺水的情况越来越严重，意识越来越迷糊。护士长注意到她在用腹部呼吸。这是很费力气的呼吸方式。她询问亚仁是否同意给老人口服吗啡。

吗啡有助于呼吸顺畅、轻松，但可能会加速死亡。亚仁仍然不肯自作主张。他如实向姐姐和弟弟通报了妈妈的病情、态度，以及医护人员的判断与主张，再次同他们确认原则立场。姐姐和弟弟再次确认不抢救，放妈妈走。

既然不抢救，合理的选择就是让她舒服，哪怕因此加速死亡。

午后，护士开始用针管往老人嘴里推吗啡和抗焦虑药，之后每4小时给一次吗啡和抗焦虑药。

吗啡没有加速死亡。老人家的生命力还算旺盛。只是，意识水平更差了，基本没有呼叫反应，几乎一直处于昏睡状态。

身在英国的弟弟和远在纽约的姐姐不确定是否来得及过来陪妈妈最后一程。之前他们以为妈妈有康复的希望，因此没急着来看她。现在妈妈已经基本处于无意识状态，他们觉得来的意义不大，有亚仁和我陪着，她不孤独就好，决定等妈妈追思仪式的时候才来。

这一晚，我和亚仁陪老人家到很晚。临走，我们询问在健康中心工作了16年的护士约瑟芬，老人还能坚持多久。约瑟芬回答说，每个人不一样。之前中心有位老人昏睡了3个月后死去。她认为婆母这个样子，拖个十天半月以至几十天也是有可能的。

我们改变了老人可能很快死亡的预期，准备打持久战。

周六早晨，婆母的血压、心跳和脉搏都还正常，但已经几乎没什么意识了。我们终于确信她不可能起死回生了。她已经"过了河心，快到河对岸"了。我们不再关注她的喝水问题，只是不断地抚摸她的头、耳朵、肩、手臂、手心手背、腿，亲吻她，在她耳边说爱她。亚仁过一会儿就呼喊她，在她耳畔告诉她："你是一位伟大的妈妈。感谢你为家人付出的一切。"这时候，她的脸上还会闪现极其轻浅的愉悦表情，听不见她的声音，根据嘴唇的动作，看得出来她想说"我爱你们""谢谢"。

这一晚，我们陪她到深夜，临走时，请护士在老人快咽气的时候及时通知我们。一夜无事，我们安然睡到次日清晨 5 点半，这时护士的电话来了。她判断老人家已经到了最后时刻。我们赶紧起床穿衣，以最快的速度赶过去。一个小时后，看着老人情况还行，亚仁让我回家取早餐。我取好早餐，正准备返回养老院的时候，接到亚仁电话：妈妈走了。

我晚了 10 分钟，没赶上送别老人。

婆母走得非常安详。她实现了她的愿望，走得得体。她的死是自然死亡和少许医药的结合，富有精神和情感性，非常美好。

我对亚仁说，如果以这种方式死，死亡并不可怕。

八 死亡禁忌、焦虑与恐惧

某次我回国，正好遇上友人阿琳的婆母去世。操办完丧事后，阿琳来电话说想约我到她家吃饭，或者来我家聊天。她说得吞吞吐吐、犹犹豫豫。家里才死了人，无论是我到她家去，还是她到我家来，她都担心对我不好，甚至连提出这样的邀约，她都觉得不好意思、过分。

老人去世之前并不住在她家，甚至没住在我们这个城市。在医院去世之后，遗体直接送到了殡仪馆，灵堂设在生前居住的地方。阿琳的家里没有老人的印记。尽管如此，作为逝者媳妇，她处于习俗所谓的居丧期间。按照她家乡的习俗，丧亲之家49天都不能接待外人，因为这会让别人沾惹阴气、晦气，也不可以去外人家，因为这样会给别人带去阴气、晦气。

我理解并尊重友人的观念。类似的观念在传统文化中源远流长。我没有这样的观念，或者说，我早已克服和放弃了这样的观念。我表示不介意去她家看望她，也欢迎她来我家。

我的态度解除了她的担忧。最后，她决定来我家。她认为这比我去她家给我带来的晦气程度要小一些。

在科学昌明的今天，在现代化的大都市里，死亡仍然被很多人视为不吉利、晦气的事情，是一大禁忌，深刻而隐秘地挟制着人们的心灵。

人们不谈论死亡，童言无忌的小孩子说到死字、问到死，大人忙不迭地制止，"呸呸呸，乌鸦嘴，别说这么不吉利的事情"，在一天当中的某些时候——如早晨、夜间，一年当中的某些日子——如节假日，以及某些特定的场合、情景——如生日、婚礼及一切喜庆的场合，尤其不可以说死；当着老人不能谈死，不能和小孩说死，对着生病的人，尤其是得了重病、死到临头的人，更不能说死……说起来，就没有适合说死的时机。

交谈中，必须提到死亡的时候，人们下意识地避免直接说"死"字，代之以"走了""升天"了，或者"不在了"……好像仅仅是说出这个字，就会招来晦气，引来死亡似的。

禁忌本来是古代人敬畏超自然力量或因为迷信观念而采取的消极防范措施，随着人们对被禁物的神秘感和迷信观念的消除，很多禁忌都已经逐渐消亡了，死亡禁忌几乎是远古遗存下来的最后一个最大的禁忌。

越是传统的社会，死亡禁忌越普遍、严重。

死亡禁忌的根源是死亡恐惧。死亡恐惧导致死亡焦虑。

死亡恐惧根深蒂固，死亡焦虑也很普遍。

从积极的方面讲，死亡焦虑、死亡恐惧提醒人们生命的脆弱，为了保命，人们会注意安全、避免危险，并采取包括医疗在内的各种措施保住健康和生命。另外，受这种驱使的人有更强的生育冲动并按照社会接受的标准抚养他们，因此有助于物种的延续和社会化。

死亡焦虑、死亡恐惧也可能成为一种破坏性力量，甚至可能导致身体和精神问题。存在主义心理咨询大师欧文·亚隆认为，所有心理障碍最终都可以溯源到死亡恐惧、死亡焦虑。

思考死亡，讨论死亡，尤其是讨论绝症、临终医疗需要——获得一个符合自己意愿的死亡，需要克服死亡恐惧和死亡焦虑，越早越好！

消除死亡恐惧和死亡焦虑，需要分析到底在恐惧、焦虑什么，正如克尔凯郭尔所说，要把恐惧"虚无"，变为恐惧某事某物。一旦把抽象的恐惧感、恐惧情绪具体化，就可以针对性地予以解决。

2

朝旭四十五六岁，是两个孩子的父亲。女儿上初中三年级，儿子念小学五年级。他自己创办的公司在西南地区有几家分公司，团队和业务都比较成熟，公司运转良好，需要他操心的事情不多。近两年他几乎已经做起了"甩手掌柜"，过两个月轮流到各分公司看看，和团队开开会，讲讲人生哲学、经营理念，鼓舞一下士气就可以了。妻子小卉温婉贤淑，生了孩子以后辞去了工作，一心一意相夫教子。

在外人眼里，朝旭是当之无愧的人生赢家，事业发达，家庭和美，儿女成双。然而，近半年来，他却痛苦、焦虑得不行。他担心自己患了莫名的绝症，感觉死亡随时可能降临。

他去了不同的医院看不同的专家，从各种单项检查到全身体检反复做了几次。体检结果正常，没有发现任何疾病的蛛丝马迹。

他不仅没有放下恐惧，反而更加惶恐了。他觉得自己得的病连最好的医院的著名专家都诊断不出来，连最高级的仪器都检查不出来，可见严重，死之将至。

坐在我面前的他因为长时间的紧张、焦虑、失眠，显得非常萎靡、憔悴。

他的父亲去世时，与他现在的年龄差不多。那时候，他还年幼，不知道是怎么回事。没人和他解释父亲怎么了、去了哪里。他也不敢问母亲。看到母亲和周围的大人表情严肃、悲痛，他觉得问题很严重、很恐怖。

丧失父亲后，他变得特别自觉、懂事，一路学业优秀，顺利考上了大学。毕业后成家、立业，一切都很好，直到半年前，他最好的朋友、网球球友猝死。前一天，他们还在一起打球。

好友的突然离世引发了他极度的恐慌、担忧，他完全被这些情绪给淹没了，非常煎熬，整夜整夜地睡不着觉，在黑暗中睁着眼睛胡思乱想。妻子、好友除了安慰他，告诉他不要胡思乱想，也不知道该怎么帮助他，反而和他一起陷入了焦虑的漩涡之中。

心理学家詹姆斯·迪戈里和多琳·罗斯曼根据出现的频率，发现依次有以下几种常见的死亡焦虑、恐惧：

1. 害怕自己的死亡给亲人带来悲伤；

2. 害怕自己的计划和项目都要终止了；

3. 害怕死亡过程很痛苦；

4. 觉得再也不能获得任何体验了；

5. 再也不能照顾家人了；

6. 如果死后有生命，不知道会发生什么事情，为此感到害怕；

7.害怕死后身体会发生的情况。

心理学家雅克·科隆把死亡恐惧分为三大类：一是死后的事情；二是濒死、临终事件本身；三是生命的消失。哲学家罗伯特·科斯滕鲍姆指出，前两类恐惧属于与死亡相关的恐惧，第三类，即"生命的消失"（毁灭、灭绝、消亡），才是死亡恐惧的核心。

我和朝旭夫妻一起分解朝旭的恐惧和焦虑。

因为孩子还没有成年，他最担心的是他死后孩子的教育和家人的生活。天下父母心都是一样的。作为家庭经济支柱和决策者、保护者，他的担忧完全可以理解。

他已经为家人积累了很多的财富，即便他死去，他们也可以维持体面的生活，两个孩子有足够的钱完成学业。

他的事业有可以信任的伙伴交托。他可以分享更多的股权给主要合作伙伴，增强他们对公司的忠诚度和责任感。小卉愿意加入他的事业，熟悉公司业务，分担他的工作。万一他有不测，她可以接替他的职位。

他特别受不了他的死会让孩子悲伤。想到再也不能参加他们的活动，不能看着他们毕业、结婚，他就忍不住地悲从中来，不能自已。

怎么办呢？

他准备从现在开始多陪孩子，把他对他们的期待、教导，以及未来他们人生重要的时刻想对他们说的话写下来、录下来，把想赠送他们的礼物准备好。

他不担心死后身体会发生什么情况以及灵魂去向的问题，但他非常担心临终时过度治疗。他知道妻子很爱他、依恋他，怕她为了留住他的命，不惜一切代价治疗他。针对他的这个担心，我向他们夫妻介绍了"生前预嘱"，并答应分享"生前预嘱"文本（见本书附录）给他们。这个观念和做法让他感到一些振奋，准备回家就讨论临终医疗偏好。

交谈过程中，妻子一直握着朝旭的手。她也是第一次了解到丈夫心里的这些担忧。明白他到底在焦虑、恐惧些什么之后，她增加了对他的了解。他对妻儿的爱和深深的责任感令她洒下了感动的泪水，同时，她也决定要成长，多为他分担。

另一半承担责任的能力有助于缓解伴侣的死亡焦虑和恐惧。

朝旭还有其他一些遗憾和愧悔，有的可以弥补，有的则只能放下。比方说，他的岳母前两年患癌症去世了。他觉得自己对老人的死负有责任，非常自责。他嫌岳母对他的家庭生活干预太多，不仅跟她吵过架，还曾在心里诅咒过她。

且不说无法证实他的诅咒与岳母患癌、死亡之间的关系，就算有，那也已经过去了。他可以在心里真诚忏悔、道歉，可以给岳母写封道歉信。如果岳母泉下有知，一定不会希望他过于自责，搞坏身体。我建议他不妨把对岳母的歉意转为对她女儿和外孙、外孙女的爱。这番话开解了朝旭。

这场关于死亡焦虑、死亡恐惧的交谈持续了 4 个小时，到交谈结束的时候，朝旭的身体和表情都放松了很多，脸上泛起了久违的微笑。他的妻子也舒了一口气，感觉他们家的天终于要晴了。

其实，我们都可以早一点打破死亡禁忌，早一点和家人讨论死亡焦虑、恐惧。

我的家乡有一句俗话说"放出的鬼不咬人"。打破死亡禁忌，只需要勇敢地把这件事说出来。死亡不会因为我们说了这个词、谈论这个现象，就加速发生，正如它也不会因为我们回避它、不谈它，它就不发生，或者推迟发生。

相反，当我们开始使用这个词语，开始讨论这个问题，我们就可以一步步为死亡做准备——无论是自己的死亡，还是亲人的死亡。

当我们对死亡祛魅，死亡也就失去了对我们情绪和心灵的控制，恢复它正常、本有的样子。

3

有时候，我们不和亲人讨论死亡，因为我们觉得那还太遥远，等到自己或者亲人触摸到死亡的时候，往往发现不知道如何讨论，或者没有勇气讨论，导致所谓"沉默的共谋"现象——大家都不说，在一个最需要互相支持、陪伴的时候，各自默默地、孤独地焦虑、恐惧。

雪芹做了肺癌手术。消息是她儿子私下告诉我的。他感觉得到妈妈的忧伤、迷茫，想安慰她，却不知道如何开口。想到我是他妈妈信任的老朋友，他希望我和她谈谈。

我主动约的雪芹。她欣然应约。她不知道我知道她得病的事，我也没有主动提起。一番寒暄后，我问她近况如何。她主动谈起她的病和手术。她不理解自己为什么会得上癌症。她没有坏习惯，也没有做过什么恶事。她显然觉得命运（或者老天）对自己不公平，说话间，她爆发出剧烈的啜泣。

我一手握着她的手，一手攀着她的肩，温柔地看着她哭，不时给她递纸巾。

精神病学者、当代死亡研究先驱伊丽莎白·库伯勒·罗斯在她的名著《论死亡与濒临死亡》中谈到，得到诊断结果后，绝症患者会经历五个情绪阶段：（1）否认期——患者得知疾病到达晚期的诊断后的最初反应，感到难以置信，不愿意相信诊断结果；（2）愤怒期——患者情绪愤怒，发出"为什么我会得这种病"的自我质问，并可能表现出暴躁的言行；（3）协议期——患者出于策略性考虑不再愤怒，认为好的行为或许能换来良好的健康，表现出各类"行善积德"或努力工作的行为，仿佛与命运、老天（对西方人来说，是"上帝"）之间有某种"协约"；（4）绝望期——患者意识到病情不可逆转，情绪绝望，心里默算着死期；（5）接受期——患者已虚弱得无力发怒，习惯了临死的概念而不再绝望，适应了死亡的来临。

眼前的雪芹已经度过了否认期，还没有完全克服愤怒情绪，显然觉得受到老天、命运不公平对待，感到很委屈。她没有暴躁言行（在家里也没有），但有自我攻击。

她也流露出病耻感。她把患癌理解为背时、倒霉，从道德品格的角度解释自己患病的根由，把疾病视为上天、命运的惩罚。她的父母和丈夫也有类似的反应，把她患癌视为报应："我们做了什么恶事？老天为什么这样对待我们？"

无论把疾病原因归咎于个人生活方式，还是道德言行，都属于内归因，认为疾病是对自己"恶行"甚至"恶念"的惩罚，或者说，担心周围人这样归因——的确有很多人背后这样解释别人得病的原因。

在绝症患者和亲属中，这样的归因方式和担心具有相当的普遍性，没有科学依据，反而加深了自责和痛苦。有些人因为害怕被人这样议论，倾向于隐藏病情。雪芹就是这样。她不仅没有把患癌、做手术的消息告诉朋友，也没有告诉领导和同事。为了保密，住院、手术利用的是公休假时间。

她还远远没有到"接受"状态。她的情绪相当抑郁，充满了迷茫，有很深的绝望感。

我没有急着安慰她，也没有试图劝止她哭。无所顾忌地哭一哭，宣泄一下积郁已久的情绪对她是好事。边述说边哭对于消解抑郁情绪尤其有帮助。她哭了好几分钟，情绪的风暴开始平息后，我轻声问她癌症是怎么发现的。她慢慢停止了哭泣，开始讲述癌症发现的过程。

她的癌症是做常规体检时发现的，发现时间比较早，然后紧锣密鼓做了手术。她的医生是肺癌方面的著名专家。找到这位专家做手术很不容易，是丈夫的哥哥为她联系的。如果正常候诊，起码要等三四个月。我祝贺她可以提前治疗、手术成功。她说早发现、早治疗是不幸中的万幸。她感激亲人和医生的帮助——这时候，她的情绪变得积极了一些。

现在还有什么担心的吗？

她最担心的是癌症复发、癌细胞转移。那样一来，死亡就不远了。言语间，她又哭了。

我非常理解为什么人们不愿意去谈这类话题，看着一个身患绝症、死亡并不遥远的人悲伤、绝望哭泣，而不崩溃——也就是说，要接住对方的情绪，还要给对方心理支持，的确是很大的挑战。

我仍然是等她哭了一会儿，然后问她接下来的打算。

她的态度很积极：定期回访，该吃药吃药，严格遵守医嘱，继续保持生活热情，坚持良好的生活方式。这太好了！我拥抱了她。

丈夫、儿子和父母情绪怎么样？为你感到担忧吗？

她感觉到了他们的担忧。

你们讨论各自的担忧吗？

她说基本不会。

为什么呢？

好像不知道如何开口。

雪芹家的这种情况很普遍：大家都有担忧，彼此都知道对方在担忧，却都不知道如何打破沉默。

雪芹的家人心里都挂着一个大大的问号：她还有多久的生命？他们都担心她命不长了。其实，她自己何尝没有这样的担心？无论如何，患癌之前，死亡完全没有进入视野，患癌之后，死亡不再遥遥无期，隐约可见。

然而，死亡是他们都没有勇气触及的问题。在她生病之前，大家还可以嘻嘻哈哈地提到死字，在她生病之后，这个词从家人和亲友的口中消失了。

雪芹准备主动发起交谈，把自己的担忧、惧怕说出来，也把对丈夫和儿子的希望说出来，让他们知道如何更好地支持她。

一旦她开始放松情绪，可以坦然讨论她的病和死亡恐惧，家里人都松了一口气。

4

很多人都以为和绝症、临终患者讨论死亡会令患者伤心、恐惧，导致心理崩溃，加速死亡。这是一个亟需破除的迷思。

嫣然是一位好学多思而富有文采的女性。她和丈夫有一对可爱的儿女，她热爱她的教师工作，有很多志同道合的朋友。中年的她患上了胃癌。她最好的朋友小方和我讨论，作为朋友，如何更好地陪伴嫣然。通过小方的介绍，嫣然和我也建立了联系，时不时和我交谈一下。

面对癌症，嫣然表现得无畏、乐观——虽然她的一些朋友和家人并不这样认为。他们认为她是装的。

对于很多人来说，如果别人的表达、表现不符合他们的期待，他们就觉得人家是装的。这种主观的看法是妨碍良好交流的桎梏。

我的看法不一样。我观察了她很久，觉得她选择了积极、乐观的态度，并且在行动上体现出同样的态度。她不隐瞒自己的病情，积极采取治疗措施，也接受死亡，并且保持着热情，时常在朋友圈分享她患病的感受、思考。

胃癌切除术一年后，癌细胞广泛转移了，出现了严重的腹水。激进的解决办法是做卵巢切除手术，但是，医生背地里告诉她丈夫，手术没有什么意义，以她的身体状况，有下不了手术台的危险。

要不要把医生的话告诉她呢？她丈夫觉得不能告诉她。他觉得嫣然很想做手术，担心她知道实情后心理崩溃，加速死亡。

多么熟悉的思考方式。

如果她不了解情况，她的决策就是盲目的。如果她坚持手术，术中发生医生担心的情况怎么办？

她丈夫决定等等再说。

作为最好的朋友，小方可以告诉她吗？小方觉得自己没有这个勇气。

　　几天后，嫣然吐了近 1 升的鲜血。她丈夫留言给我，希望我和她聊聊。虽然插着鼻胆管，不便说话，嫣然还是和我进行了文字交谈。

　　她完全清楚自己的情况。

　　她腹大如球，非常难受，只想快快死去。

　　到了生命的最后，很多人难免会想到死亡，或者就是感觉到死亡。

　　加州大学的研究者发现，正在走向死亡的患者事实上需要有人与之讨论死亡，尤其需要亲人和医疗人员向他们征求他们自己想要的死亡方式。因为，归根结底，选择死亡方式是一个人最后也是最重要的权利。

　　同时，摒弃禁忌意识，积极地讨论死亡，事实上更有助于恐惧、焦虑情绪的释放，让患者获得对于死亡的"控制感"。因此，死亡话题的交流和对话，不但不应该是一种禁忌，相反应该是绝症、临终关怀的主要内容之一。

　　通常情况下，患者知道自己想要的，能表达出自己最后的愿望并得到尊重、接纳，对于他们来说就是"最好的死亡"。不久以前，我才帮助规划了这样一个"最好的死亡"。

　　2021 年 4 月，俞娟收到在英国打工的母亲发来的病情诊断报告。报告是英文的。俞娟借助翻译软件，了解到妈妈已是子宫癌极晚期，已经全腹广泛转移。妈妈还不到 60 岁啊！俞娟既震惊，又难过，一时不知道怎么办，通过共同的朋友茂利找到我。

　　母女俩谁也没有挑破绝症、死亡迫近的事实。病情严重，时不我待，英国国家医疗服务体系（NHS）为没有经济能力的妈妈提供免费治疗。很自然，俞娟希望妈妈赶紧就地治疗。

可妈妈想回到家乡。

如何决策？

俞娟在线咨询了国内肿瘤专家。专家断言妈妈最多只有半年左右的生命了。该和妈妈挑破这个事实吗？

如果不挑破，怎么能有效讨论行动方案呢？

绝症、死亡不是不可以讨论，关键是如何讨论。家人往往以为说出事实会导致患者绝望、恐惧，而知情的患者往往也担心家人受不了，彼此都在等待对方挑破。

俞娟35岁，有两个孩子。她在家里是主心骨，在单位也是中坚，是一位相当成熟、理性，很有思想和见识的女性。在妈妈生命危急、心理非常脆弱的这个时候，我建议她承担起引导妈妈的责任。

俞娟读过《最好的告别》，我建议她把书中"艰难的谈话"技术用起来，从主动询问妈妈如何看待自己的病情、有什么担忧开始，打破沉默，充分分享信息，然后就可以没有顾忌地讨论行动方案。

这时正值德尔塔病毒肆虐的高峰，回国很不容易。如果留在英国，就可以马上开始治疗。回国机票不是马上可以买到，无法马上成行。即便成行，也要经历长途跋涉，对已经开始出现癌痛的患者显然不利，路途就有病情突变甚至死亡的风险，而且回到国内还要隔离两周。整个过程最快也要一个月，势必延误治疗。

然而，治疗不是妈妈的优先考虑。在生命的最后阶段，她最想要的是亲人的陪伴。

是啊，如果她这时候不回来，留在英国治疗，最后只能客死异乡。疫情之下，包括俞娟在内，没有一个亲人有条件去英国陪伴，她会死得很孤独。

　　俞娟最终选择尊重妈妈的决定。她做好了各项应急准备，也在心理上接受了哪怕不测的后果。在她的支持下，妈妈踏上了归途。还在妈妈隔离期间，俞娟就为她约好了医生，隔离结束次日，妈妈就住进了医院。妈妈实在已经病入膏肓，没有能够扭转病情的积极治疗方法。母女俩接受现实，放弃积极治疗，采取了临终关怀。

　　在生命的最后几个月，妈妈得到女儿、丈夫和亲友很多的陪伴。她不以治病为念，而以享受亲情、友情为主，心情一直很喜乐。俞娟还引导妈妈安排好了后事，包括财产分割、葬礼安排。她妈妈死得安宁、放心。

　　妈妈一再感谢女儿支持她回国的决定，觉得女儿是真正地对她好，特别欣慰。她去世以后，俞娟也觉得安心。她庆幸自己选择了让妈妈做主，而没有强加自己的主张。

　　死亡是一个客观现象和事实，对死亡的看法和情绪反应深受文化和个人观念的影响。如果我们认为死亡晦气、不吉利，是最为不幸、糟糕、恐怖的事情，那么，它在我们内心唤起的就是焦虑、恐惧，我们就会厌弃、回避，导致对其不予思考、不予讨论。

　　相反，如果我们转换观念，正常化看待它，如其所是地处理它，那么，我们内心就可以保有更多的平静，较少甚至没有恐惧、害怕，也就无须禁忌，它就不至于挟制我们的心灵和行为。

　　在婆母生病之前，我们邀请了一对夫妻友人在两周后的周五晚上到家里吃饭。其后婆母突然生病、去世，她火化的当天正是之前约定朋友到我们家吃饭的日子。我和亚仁完全没有死亡禁忌，也没有死亡不吉利、晦气的观念，心情保持着平静、安稳。我们觉得有能力很好地招待客人，决定如期举办晚宴。

死亡晦气、不吉利，死者家属带有阴气的说法不是客观事实，而是主观看法、心理现实，所谓"信则有，不信则无"，可以制约和威吓采信者，我们没有这些观念，也就感受不到影响和制约。

九 死亡教育：同孩子谈生死

死亡教育很重要，这已经成为一个共识。死亡教育必定涉及生命教育，这对于儿童和青少年学会珍惜生命同样重要。在儿童、青少年抑郁、自杀高企的今天，生死教育非常紧迫。

儿童很早就有死亡意识。他们几乎不可避免会从书本和视频节目中看到死亡，而在真实生活中，他们会看到虫子等小动物的死亡，他们可能会听说或者看到家中的亲友甚至小伙伴生病、死亡。早在三五岁、七八岁，晚至青春期，孩子可能在某个时候，突如其来提出死亡问题，往往让没有准备的家长大吃一惊。

存在主义心理学家欧文·亚隆指出，研究发现，儿童格外关注死亡。死亡对儿童来说是一个很大的谜，处理无助和毁灭是儿童的主要发展任务之一。尽管对死亡了解不多，但大多数儿童从环境中习得了死亡恐惧。

我们社会总体而言对死亡是忌讳和否认的，很多家长自己也没有认真思考和想清楚死亡问题，孩子问起来的时候，往往沿袭小时候父母和其他成人回应他们的方式，要么回避、敷衍，要么编造故事"哄骗"孩子，而当亲人临终、离世的时候，很多家长骗孩子说，"到远方出差去了""去很美的地方享福了"。

可以理解，父母这样回答是出于保护孩子免于死亡恐惧的考虑，但客观上并不能真正帮到孩子，还白白浪费了对孩子进行生死教育的大好机会。

童年时期，死亡、鬼魂是我的梦魇和恐惧，长期统治着我的心灵，作为主要养育者的母亲没有给我有效的帮助。做了母亲以后，我认真思考过如何同女儿讨论死亡问题。当她问到我的时候，我已经做好了准备。

从根本上来说，我主张父母平等、尊重地对待孩子，具体体现之一，就是任何时候都对孩子开诚布公，实话实说。那不会吓着孩子吗？这是可以解决的交流技术问题。正如教育心理学家杰罗姆·布鲁纳所说，任何科目、任何主题，都可以以知识上诚实的方式，有效地和各个发展阶段的儿童进行讨论。死亡问题也不例外。在我女儿的成长过程中，我没有设置禁忌话题。

在她的成长过程中，一般的儿童关心的与死亡有关的主要问题，她都提出并和我讨论过。

大约在5岁（也许更早，我不准确记得了）的时候，有一天，她突然问道："妈妈，你会不会死？"

女儿问出这个问题，我真是既开心，又心疼。正所谓人生识字忧患始，一个孩子问到死亡问题的时候，说明她有了死亡的意识，知道人有死这回事。这代表心智的成长，值得高兴；另一方面，也表明她有了对死亡的忧惧，因此不免心疼。

一般来说，我不主张家长刻意提起死亡问题，宁愿等着孩子发问。我知道这一天早晚会来的。

我如实地说："会的。"她显得讶异、紧张。

"但是"，我说，"大多数父母都会活到把孩子养大到能够独立生活的年龄。我相信老天爷会让我把你养大之后才死。"

我告诉她不用担心，因为我年轻、身体倍儿棒（秀肌肉）、生活习惯好……"我希望陪你久一点，等你成了老太婆我才死！"——这时，她轻松地笑了。

后来（也许是另一次谈到死亡）我说，如果万一你还没有长大我就必须死呢，我会安排好你的抚养和生活——我真的做了，包括安排好经济保障，有意识地培养她的独立性、分析问题和解决问题的能力，以及生活能力。

孩子的问题得到了如实的回应，我的回答消除了她的担心。最后我和她玩闹着说，如果你不想我死，那你要好好爱我呀！

有时候孩子也会问起他们自己会不会得重病、会不会死——很多孩子在小小年龄都有这样的焦虑。我女儿问我的时候，我仍然是如实地回答。我说："有可能。"同时告诉她，可能性很小。如果不想死呢，首先要注意安全，包括不去危险的地方、避让汽车等等；其次是保持身体健康。如果免疫力比较强，抵抗病毒、细菌的能力就比较强大，就不容易生病，所以，要勤锻炼、好好吃饭，生病了要吃药，要注意卫生……这样，就把生命教育和死亡教育结合起来了。

女儿快大学毕业的时候，大概是谈起我一对夫妻朋友的女儿小云病逝的事情，她很认真地问我："如果我得了重病，你怎么办呢？"

我差一点冲口而出："你身体好好的，为什么要问这样不吉利的问题呢？"我察觉到了我的紧张、焦躁。我用力镇定了一下，吞了一口唾沫，看着她，认真地说："我会在自己的能力范围内竭尽全力为你提供最好的治疗。"

她接着说："如果治不好，我死了，你怎么办？"

这个问题令我顿感心慌、气紧。我顿了一小会儿，艰难地说："生活会继续……我会继续好好地活着。"

可能很少有父母会这样回答。更常见的反应可能是制止，要求孩子"别说这样的话！"，或者表示自己不能接受那个可能性，"没有你我还有什么活头？""那我也不活了"之类。

如果真的发生这样的事（并非绝无可能），那当然是极大的打击。中老年丧失子女是人生大不幸之一，对于独生子女的父母尤其如此。小云是父母的独生女儿，她从小学业优异，性情温婉纯良，教养非常好。小云和我关系不错，在她去美国念研究生前，我特地约她在成都领事馆路一家咖啡厅见面，介绍当时上初中二年级的女儿和她认识。她在美国顺利取得博士学位，一毕业就在联邦政府的一个部门获得了一份工作，她父母别提多么自豪了。

天有不测风云。工作不到半年，还没来得及谈恋爱的小云查出了卵巢癌，而且是晚期，半年后就在华盛顿去世了。

我在小云去世两年后听到消息，和女儿一起唏嘘了半天。我告诉她，小云姐姐的爸爸妈妈深受打击。阿姨因悲伤过度精神失常，叔叔极度颓废，还要强撑精神照顾妻子。夫妻俩的后半生似乎就这样毁了。

天下父母爱子女的心是一样的，但对丧子、丧女之事的反应不尽相同。有一些父母可以保持自我，继续坚韧地活着。著名作家、翻译家杨绛女士可谓典范。她在晚年失去了独生女儿钱瑗，但她并未消沉，仍然继续生活、写作。我钦佩杨绛女士的坚韧。无论发生什么，我要求自己屹立不倒，管理好自己的精神心理。

作为母亲，我在回答女儿的问题时，内心还有深一层的想法。我希望传递这样的信息：每个人都是一个独立的主体。我们可以失去任何人，唯独不可以失去自己。失去任何人，我们都应该继续好好地甚至更好地生活。我也希望以此让她明白，她只需要为她自己活着，为她自己学习、生活，不用承担我的任何方面。

一般来说，如果家长可以做到坦然而平静地接受死亡的事实，孩子就容易坦然而平静地接受死亡的事实。如果家长面对死亡悲痛欲绝、呼天抢地，或者不肯正面讨论，那传递给孩子的信息就是，死亡是一件不能接受的事情，是恐怖的事情，父母不想提起这件事情，孩子因此就学会了回避死亡话题、恐惧死亡。

我女儿从小关心自己的身体健康，成年后注重锻炼和饮食均衡，或许与我对她的生死教育多少有些关系。这是我一直希望的样子。她这样的状态令我放心。

人死之后是不是会变成鬼？鬼魂是不是很可怕？这些问题几乎不可避免也会是儿童、青少年关心的问题。

对于鬼魂的惧怕会造成心理障碍。

放在今天的背景下，我儿童时期对鬼魂的惧怕肯定会被诊断为心理障碍，只是那时候的父母没有这个意识和概念，现在的师长知道关心孩子的心理健康。

小峻是初二学生。父亲病故后，他变得非常落寞，郁郁寡欢。上课心不在焉，有时候上着课，他会突然离开教室，在校园里闲逛，有几次还走到了教学楼顶，老师和妈妈担心他抑郁、自杀。经一位咨询过我的老师介绍，小峻在妈妈陪同下来到我家交谈。

父亲去世，他自然感到痛苦，也有对母亲和自身死亡的担忧。更深层的困扰，则来自对父亲鬼魂的恐惧。这是他觉得没法对人说出口的事情。他觉得父亲的鬼魂尾随着他，走路的时候都不敢往后看。家里的灯光闪烁一下，风吹得窗帘动一动，他都觉得是父亲的鬼魂回来了。他不敢一个人待在房间，夜间紧张得睡不着觉。

显然，小峻相信人死之后会变成鬼魂。这是一个信念问题。我和他分享了另外的信念。科学认为人死了就死了，不会变成鬼魂。他承认自己并没有真的看见鬼。那么，他愿意放弃人死变鬼的信念吗？鬼魂不是客观真实，它对相信它存在的人而言有，对不相信它存在的人就没有。

我的说法引起了小峻的兴趣，他的眼神亮了一下。没人这样和他说过。他愿意重新思考这个问题。

接下来，我问他爸爸爱不爱他。他说爱。爸爸会不会伤害他，做对他不利的事呢？他肯定地说"不会"。那么，如果爸爸死后变成了鬼，爸爸的鬼魂是会伤害儿子，还是保护儿子呢？

答案不言而喻。既然如此，还需要害怕吗？小峻有些羞涩地笑了，他心中的恐惧似乎消散了，眉眼舒展了。

有的人对于与逝去亲人的关系没有信心，会担心鬼魂惩罚和骚扰自己。这种情况下，就要解决如何与逝者和解的问题。

很多人是在一般的意义上害怕鬼，而不是哪个具体逝者的鬼魂。我小时候就是这样。我女儿也在普泛的意义上问过我鬼魂的问题。我分享了我从有鬼魂论到不可知论的转变历程。最后我肯定地说，就算有鬼，鬼也不会无缘无故伤人。只要我们不侵扰、攻击逝者,（为什么要这样做呢？）我们就是安全的,就不用担心、害怕。

3

　　在我们的社会,家人身患绝症、临终的时候,很多父母也倾向于向未成年人隐瞒真相。这样的做法弊大于利。信息的真实、透明其实有助于孩子内心的安稳、踏实,而成人在这个过程中如何照顾亲人、如何解决实际问题（比方说如何求医问药,如何提供各种支持,家庭成员之间如何协调分担、照顾,以及体现的担当、耐心和解决问题的方法）,对孩子都是很好的示范,也是孩子教育和学习的重要组成部分。

　　有一天我们自己也会是生病、躺下的那个人。我们希望将来得到孩子怎样的对待,最好就用那样的方式对待自己的父母和其他家人。孩子会习得我们示范的方式,包括反应方式、做事情的方式以及解决问题的能力,从而学会担当,获得成长。

　　亲人去世,我主张不必遮掩,如实告诉孩子真实情况。成人也不用隐瞒自己的真情实感——这是家长示范给孩子处理丧亲悲伤的机会。

　　家人去世,重要的不是我们想告诉孩子什么,而是孩子想了解什么。如果孩子提出问题,我们可以正面回应,有什么说什么,是什么说什么。不要提供孩子不想了解的信息。提供怎样的信息需要与孩子的年龄和心智水平相吻合,以免给孩子造成心理负累。

　　我们应当关注孩子的情绪,如果孩子情绪低落、感到害怕,及时予以回应;了解孩子为什么难受、为什么害怕,倾听并给予针对性的回答、抚慰。

　　当然，最终、最重要的，还是我们要告诉和示范给孩子，亲人去世以后，我们的生活还是要继续。而且，亲人最希望的，就是活着的人好好地活着。我们好好地活着，就是对死去的亲人最好的纪念、安慰。

　　回到日常生活中，我们可以大大方方地谈起跟已故亲人曾经一起度过的美好时光，谈论已故亲人的美好品质，而不要刻意回避和已故亲人有关的事情——因为这样做恰恰传递的是对死亡的恐惧。

　　实际上，如果我们通过坦然的讨论，让已故亲人以精神的形式继续在我们的生活中亲切地存在，我们就不太可能害怕亡灵作祟，就不会回避已故亲人的记忆、物品。

　　更进一步，想到我们死去之后，活着的人也会这样谈论我们，我们还可以以这种方式活在亲人中间，死亡是不是变得没有那么恐惧、那么令人绝望呢？

第三部分

为善终做准备

● 我们终将死去，善终可以规划

● 了解实现善终的条件

● 我们要做的不是向患者隐瞒病情，而是改善交谈技巧

● 临终如何判定？那是一种怎样的状态？

● 了解生前预嘱，提前做出自己的临终选择

● 了解"穷尽医疗措施"的真正含义

● 或许你可以试着"练习死亡"

十　善终与失败的死亡

在我们的文化中，"不得好死"要算最刻薄的一句诅咒，代表一个人对另一个人最大的怨愤。所谓"不得好死"，就是不得善终的意思。这个结局的可怕在于，没有补救和重来的机会，因为，人只能死一次。

人们不仅希望好活，也都希望自己和亲人好死、善终。无论人生多么成功、辉煌，如果不能善终，人生就"烂尾"了，留下无尽的遗憾。

死亡是所有人的共同结局，最终无从拒绝，无法逃避。因此，与其恐惧、逃避，不如抛开恐惧，直面死亡，做好迎接的准备，争取死得好一点，有一个好的临终、死亡。

善终不易。善终是可以规划的。

如果我们在思想意识上做好准备，方法、途径正确，当代很多人都可以实现善终。

为了实现善终，需要确定善终的定义。只有明确了什么叫做善终，善终有哪些标准，需要具备哪些条件，我们才能为实现善

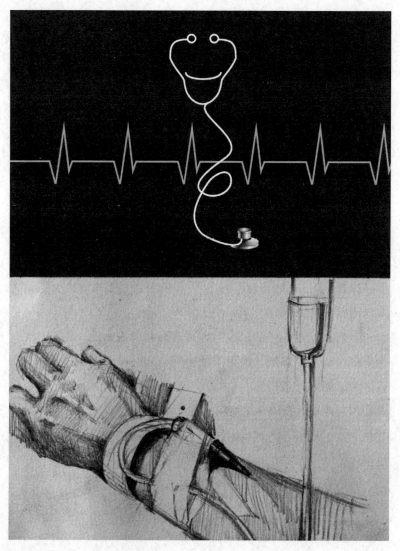

临终，是一个必须面对的问题

终做准备。否则，完全可能出现好心办坏事，花钱越多、采取的措施越多，死得越惨的结局。

临终、死亡是客观现象，善终却牵涉到价值判断，有文化差异和个体差异。尽管如此，对于何谓善终，还是存在一些人类普遍认同的基本特征，可以供每个人参考。

善终也称好死、优逝、成功的死亡，与末期医疗过程和照顾密切相关。

我国古人的善终是"寿终正寝"。直到今天，"寿终正寝"依然是国人理想中的死亡。

按照东汉人刘熙在《释名》中的解释，"老死曰寿终"，也就是说，"寿终"表示活到老年，寿尽而终。一个人如果活到老年才死去，就具备了善终的第一个条件。

如今大多数人都可以活到老年，也就是说，大多数人都具备善终的第一个条件。

善终的另一个指标是"正寝"。"正寝"指死亡发生的场所。"寝"是睡觉的地方。古人认为，在自己的卧室死去，躺在自己的床上、睡在自己的枕头上，那就是死得其所。

因为临终管理方式的医疗化转型，当代很多人不能死在家里、死在自己床上。这是现代死亡模式的一个缺憾。

我母亲特别强调逝者的面部表情及由此折射的心理状态，把是否"口闭眼闭"作为善终的重要评价标准。一般认为，"口闭眼闭"表示逝者没有未尽之责和未了之事，对今生不再有牵挂和遗憾，接受了死亡，对死后的情况没有忧惧，死得心安理得，死得放心。而如果死后张大着嘴，双眼圆睁，表情紧张、痛苦，则是死得不好的标志，意味着死者有未了之事，或者怀有怨恨、恐惧，死前经历了挣扎……总之，死得心有不甘。

死在家里、死在自己的床上不只是中国人的向往。据调查，70% 以上的美国人也都希望在家里死、在生前生活的地方死，而不是死在医疗机构。

不是所有人都要求一定要死在家里、死在自己的床上。但是，我想大多数人会认同"寿终""口闭眼闭"，死得快速、没有折磨是善终的主要条件。

当代人的生活条件比古代人好，临终的条件和选择也比前人丰富，有条件死得更好，从肉体的照顾到精神、心理、情感的照顾，善终的内容也更丰富了。

2

在过去大半个世纪，善终在西方是一个多学科、受到广泛关注和深入研究的重大课题，成绩斐然，也改善了西方人的死亡观念和死亡（生存）质量。

按照美国国家科学院、工程院和医学院健康与医学部的定义，善终指：患者、家属和医疗服务提供者都免于可以避免的痛苦和折磨；患者和家属的愿望大体得到满足，符合临床、文化与伦理标准。

这个定义不仅关注临终者的愿望，也考虑到临终者的家人和医疗护理者的感受。这样考虑是很有道理的。家人和医疗服务提供者是临终过程的利益相关者，他们的情绪本来就值得关照，也只有他们处于良好情绪状态，才能为临终者提供高质量的照料。

根据我在美国和法国陪伴临终亲人的经历，美国和法国的医疗机构都关注到家属的情绪健康。在姐夫戴夫卧病期间，里尔大学附属医疗中心有专门的人关心姐姐凯瑟琳的情绪。在婆母临终期间，康养中心的人会安慰我们。

像中国古人的善终定义一样，美国官方的善终定义失之抽象、概括，被指"关于如何对待死亡以及什么构成痛苦的概念过于简单化"，也受到医学、心理学、神学、社会学和人类学等多个学科领域研究者的批评，不断有研究者提出新的定义。

1998 年，生物伦理学家、肿瘤学家 E.J. 伊曼纽尔在《柳叶刀》杂志发表《善终的保证》一文，提出实现善终需要满足六个方面的条件，使得善终的定义和条件更加具体、充实。

这六个方面的条件包括：

1. 身体症状。首要因素是疼痛，也包括疲惫、呕吐、呼吸困难等症状。这些症状令人痛苦、不舒服，需要得到处理。

2. 心理和认知症状。这部分主要涉及情绪和反应。富有精神、心理和情绪营养的交谈与情感支持很重要，也很有效果。

3. 经济和护理需求。临终阶段的医疗需要花钱，请人照顾日常生活也需要付工资。临终者和家人需要必要的资金准备。没有钱是不行的，另一方面，仅仅有钱是不够的。医疗护理和生活照顾也牵涉到管理、运筹、协调的问题，需要有人负责。

4. 社会关系和支持。除了家人，亲友的支持对于临终者的心理、情绪也很重要。临终者往往没有能力维持和动员社会关系，需要家人协调。临终者能够获得社会支持的多少，很大程度上与他们过去对他人的付出有关。曾经付出越多，临终时收获往往也越多。

5.精神信念。精神信念涉及死后灵魂去处、永生之类的问题。精神信念对于临终者非常重要，是善终的重要保证条件之一。一个人即便在健康的时候没有信念，临终的时候，甚至死前那一刻接受某种精神信念，也有助于内心的安宁和死亡焦虑、死亡恐惧的消解。

6.希望和期盼。希望和盼望都是指向未来的。如果临终者相信留下的人会继续好好生活，确信自己给亲人留下了美好的回忆，未竟的事业、事宜可以得到很好的处理，他们就会死得放心、安宁；如果他们相信死后可以见到已故的亲人，和他们团聚，相信死后会进入一个热情、友善、美好的世界，那么，他们就会有期盼，而不会忧惧。

伊曼纽尔的善终定义大大超出了身体和医疗的范围。他的善终定义表明，对于实现善终，身体的维护和症状的管控非常重要，但这只是一个方面，保证善终还涉及其他诸多条件。

在保证身体尽可能舒适、无痛的条件下，提高临终质量其实更多需要把注意力放在其他条件上面。现在，实现身体的无痛已经比较容易做到了，保证善终的其他条件却不容易做到，更具挑战性。这些方面的工作不是以治病为主责的医生、护士的任务，很难由他们来完成，他们中的大多数人也没有经过善终理念和方法的学习，从实际情况看，还缺少这方面的意识，帮助能力很有限，只能依靠临终者自己和家人、亲友。

在美国，临终管理采取团队合作的形式，临终管理团队有医生、护士，还有社工、精神／心理医生、咨询师、牧师。

在我国，临终者的心理、精神基本上还没有纳入医疗提供者的考虑范围。在以治病、延续生命为中心的机构是如此，就是在以临终关怀为主旨的机构也是如此。

我母亲先后两次入住成都建立最早也最有名望的一家临终关怀机构。医疗团队提供对身体症状的管控，但对患者的精神、心理、情绪、社会支持等与善终有关的其他方面缺少关注，没有意识。医护与患者和家属的交流限于技术层面。

母亲是希望一直住在家里的。我非常理解她的这个需求。我尝试寻找可以提供居家临终关怀服务的机构。如果临终期间可以像我婆母和老葛文德医生（阿图·葛文德医生的父亲）那样，在家里接受临终关怀就好了。

居家临终关怀既改善临终者的情感体验，也可以减少住院给家庭带来的探视和看护困难，还可以减少医疗保险的支出，可以说是一举多得。

1988 年 7 月 15 日，天津医科大学临终关怀中心成立，标志着临终关怀在我国的正式开始。30 多年过去了，临终关怀的发展步履缓慢。

阿图·葛文德谈到，美国的医学生不愿意学习和从事老年医学，有些医院干脆关闭了老年科，因为这个专业"医学含量"不高、"含金量"低，带来的收入有限，不像做手术、换心脏瓣膜、换关节能够给医生和医院带来丰厚的收入。

临终关怀是不是也面临同样的问题呢？这会不会是制约临终关怀发展的因素呢？

医疗化临终可以给医院带来丰厚的收入，临终关怀产生的收入相比之下就太少了。从营收的角度讲，医院、医务人员是医疗化临终的受益者，虽然临终者未必受益，家庭和社会要承受很大的负担。

如果减少临终管理的医疗含量，增加人文含量，医院、医务人员的收入可能会受到不利的影响，但是，有助于改善临终、死亡质量，总体社会效益更高。

短时间内，我们恐怕很难指望医护人员把临终者的精神、心理、情感纳入考虑范围，增设精神、心理、社会工作者岗位恐怕也需要很长的时间，非医疗方面的照顾和关怀只能依靠自己和家庭。

我母亲和我们家人对她的临终都很满意，我们对她的照顾兼顾了伊曼纽尔提出的保证善终的各项条件。医疗之外，其他方面的工作都是家人协助实施的。

2016 年，心理学者、加州大学圣地亚哥分校摩尔癌症中心卫生系统助理临床教授艾米莉·A. 梅尔等人提出的善终概念也很有参考价值。该善终概念包括了伊曼纽尔提出的善终条件，但更加具体、明细，方便对照执行。这个善终模型把临终管理过程涉及的所有利益相关者，即临终者、家属和医务人员三方的观点都纳入了考虑范围，还具有跨文化的特点，融合了东西方，发达、次发达和发展中社会的视角。

梅尔等人的善终定义基于 36 篇公开发表、经同行评议的英文研究论文。这些文章既有定性研究，也有定量研究。相关研究涉及欧美、亚洲及中东不同文化和社会经济发展水平的 12 个国家，包括美国、英国、日本、荷兰、泰国、伊朗、以色列、加拿大、沙特阿拉伯、韩国、瑞典、土耳其。

　　研究者们确定了善终的 11 个核心主题：临终过程偏好、疼痛情况、情感状态、人生完成度、治疗偏好，以及与医护人员的关系等，每个核心主题涵盖 2—4 个子主题。

善终的 11 个核心主题与子主题

核心主题	子主题
临终过程偏好	死亡情景（如何、有谁在、在哪里、何时）
	在睡梦中死去
	为死亡做的准备（如生前预嘱、葬礼安排等）
疼痛情况	不受折磨
	疼痛和症状管理
情感状态	情感支持
	心理舒适
	讨论死亡的机会
家庭情况	家庭支持
	家人接受患者死亡
	不拖累家人
尊严	作为个体受到尊重
	独立
人生完成度	道别
	人生过得很好的感觉
	接受死亡

续表

核心主题	子主题
精神信仰	宗教 / 精神安宁
	信念
	会见牧师
治疗偏好	不延长生命
	采用了现有医疗措施
	自己把控了治疗
	安乐死 / 医助死亡
生活质量	生活和平常一样
	内心有希望、喜悦和感激
	感觉生活值得过
与医护人员的关系	得到医生 / 护士信任 / 支持 / 安慰
	医生平静对待死亡 / 临终
	与医生讨论精神信念 / 恐惧情绪
其他	文化认同
	身体触摸
	宠物在身边

研究发现，所有利益相关者群体共同关心的前三个主题依次是：临终过程偏好（94%）、疼痛情况（81%）和情感状态（64%）。

对临终过程的偏好包括以下子主题：死亡场景（如何、有谁在、在哪里、何时）、在睡梦中死去以及为死亡做的准备（如生前预嘱、葬礼安排）。

疼痛情况包括不受折磨、疼痛和症状得到良好管理。

情感状态包括情感支持、心理舒适和讨论死亡的机会。

无疑，在临终时，兼顾到的善终主题越多，实现得越好，死亡的质量越高，善终越有保障。

值得特别提醒的是，研究发现，患者、家属和医护人员对善终条件的重要性排序有差异。梅尔博士指出："临床上，我们经常看到患者、家庭成员和医疗保健提供者在生命即将结束时认为最重要的东西之间存在差异。"例如，患者比家人更重视精神信仰，家人认为尊严和人生完成度更为重要，医护人员的观点则介于患者和家人之间。

有这样的差异很正常，每个人有自己的立场。然而，说到底，临终是临终者的临终，临终者才是死亡过程的真正主角，他们的看法和需求才是最重要的。家属和医护人员应该明白，自己处于帮助者的位置，理应抛开自己的偏好，把患者的偏好和需求放在首位，积极帮助他们实现愿望。

有些家庭成员有自己的主张，希望按照自己的意见安排临终者的医疗、护理，客观上，这是越界之举，是对临终者角色和地位的篡夺。

有些家庭成员希望亲人活着、不要死去。我们经常听到这样的表白："你死了，我就没有妈妈了""你死了，我就没有爷爷了"……这样撕心裂肺、情真意切的诉说对临终者可能是一种困扰和情感折磨，他们难免为亲人的情绪担心，觉得自己不该死，需要为了亲人继续活着。这些情绪不利于临终者放心、安然地死去。

"你放心地去吧，我（们）会好好的""辛苦了，好好休息吧"……这样表达接受和允许死亡的话语或许更有利于临终者安心、放心地离去。能够说出这种话的人理性、平静，做得到把自己的感受和情绪放在一边，把临终者的福祉和最佳利益放在首位。

伊曼纽尔和梅尔等人的善终概念都有助于我们理解善终。他们提出的善终条件中，能够做到的越多、越到位，死亡的质量就会越好。哪怕不能全部做到，能够做到其中主要的方面，至少避免临终时的折磨和痛苦（包括身体、情感），也可以改善死亡的质量。

与善终相对的是死亡研究者所称的"失败的死亡""糟糕的死亡"。这方面的研究也很多，共识程度颇高。

美国医学博士、公共卫生硕士伊丽莎白·维格和另一位研究者罗伯特·珀尔曼的研究颇具代表性。他们发现，不好的死亡由这样一些因素导致：

1. 首要因素是疼痛。生命末期的疼痛可能会很严重，非常折磨人。疼痛可以占据人的所有注意力，令人觉得生不如死。疼痛是失败临终的第一个标志。

2. 延长临终。很多受访的临终者认为"延长临终"是非常糟糕的死亡方式，因为延长临终意味着延长痛苦。还有一些临终者认为延长临终对家人而言是折磨，担心给家人带来情感、经济和照护负担。

3. 依赖各种仪器和医疗措施。

4. 折磨，包括身体、情感、认知、精神方面的折磨。

5. 拖累别人。很多临终患者担心自己给家人造成负担，希望尽量减少家人的压力，否则会感到内疚，心里不安。

6.“溺水感”或者呼吸困难。

7.涉及灵魂的归宿问题。有的宗教信徒担心死后灵魂不被上帝或者其信念系统规定的死后世界所接纳。这种情况往往是因为过去有错误、过犯，但没有承担责任，没有给被伤害的人道歉和补偿所致，如果对过去的言行坦荡、没有负疚，就不容易有这样的担忧和惧怕。这些忧惧可以通过忏悔、道歉和弥补予以消解。

另一项就导致死亡质量不好的因素进行的研究结果表述为：愿望遭到违背、不能在自己希望的地方死、延长临终过程、依赖他人，以及疼痛、折磨。精神痛苦、认知能力丧失、恐惧、愤怒、没有做好准备、临终照护协调情况不好、拖累家人、孤独、英年早逝等。

可以看出，不同的研究表明，导致失败死亡的原因大同小异。

导致失败死亡的因素与实现善终的条件相反，是需要避免的。避免得越多、越充分，越可以避免失败的死亡。

经过临终、死亡变革者们多年的努力和观念传播，美国人已经普遍认识到临终医疗延长临终过程的实质，很多人把“延长临终过程”作为妨碍善终、失败死亡的重要导因，仅次于疼痛管理。三分之二的美国成年人认为，死之将至时，尽可能活得长久是最无足轻重的事。

从 20 世纪 70 年代中期以后，越来越多的人在临终的时候选择停止积极医疗，采取安宁疗护和临终关怀，提高了临终、死亡质量。

5

2021 年年中，有位读者采访我，她想了解我对善终的理解。我分享了我的看法。

1. 没有经受无意义的治疗和抢救，没有人为拖延死亡过程。

2. 疼痛、呕吐、腹胀、便秘等各种身体不适和焦虑、抑郁、恐惧等精神、心理痛苦得到良好的管控。

3. 得到家人良好的陪伴，与家人有良好的交流和妥当的告别。

4. 没有未了之事和遗憾。

5. 接受了生命有死的事实，对死后的情况没有担心、恐惧。

就个人而言，我希望至死保持清醒、独立、自主，不希望处于被动、无助、依赖的状态。

没有人能决定自己的出生，但是，我相信人们都愿意主宰自己的临终、死亡。如何可以做到这一点，需要早思考，早打算。

十一　告诉她／他——疾病知情与治疗决策

全世界的死亡研究者有一个共识：善终的关键是沟通。

然而，当患者身患癌症之类的绝症时，很多医生和家人倾向于向患者隐瞒病情，医疗决策也自然地从患者手中转移到家属手中。这就意味着，患者对自己的生死决策失去了掌控。

医生和家属的本意和出发点当然是为了患者好，担心患者知道真实病情和治愈无望的结局后，恐惧、绝望，从而加剧病情，缩短生命。

这种基于对患者理性及心理承受能力的负面推断未必真实。究其实，往往是隐瞒真相者内心恐惧和沟通怠惰的体现。保护患者不受坏消息打击远远没有保证他们的知情权、医疗决策权重要。二者根本就不是同一个层次的问题。实践中，绝大多数患者在知道病情、经历最初的情绪冲击后，很快就可以面对现实。经常的情况是，知情后，大多数患者有很好的承受能力，医生和家属担心的情绪崩溃并不会发生，虽然可能会经历最初的震惊、否认，但很快就可以接受和面对事实，采取理性、务实的态度。

2

在隐瞒病情的情况下，除了为患者要求其本身在知情情况下可能并不想要的治疗外，也不乏家属因此导致患者没有得到应有治疗的悲剧。这种情况同样值得警惕。

J 先生直到生命最后几天，才得知自己患的是喉癌，也才知道，早在 10 个月以前，初诊医生就已经怀疑他患了喉癌。可惜医生并没有把情况告诉他，而是告诉了陪同他就医的太太，并嘱咐她赶紧安排老先生做穿刺检查。

不幸的是，J 太太向他和其他亲友隐瞒了病情，而且没有及时安排检查和有效的治疗，客观上贻误了病情。

他还有未竟的事业。他强烈地希望活下来，愿意接受任何治疗。可惜为时已晚，医生已经无法为他采取任何积极的治疗。

他是不甘愿死的。陪同就医和为他代做医疗决定的太太则面临亲朋的猜忌。

西方医疗界曾经也采取向患者隐瞒重大疾病真实情况的做法。不过，意识到这种做法弊大于利，也出于对患者自主权的立法保障，情况已经发生根本改变，患者的自主权被置于四大医疗核心伦理原则（尊重患者自主权、不伤害、有益于患者利益、公正）之首。

既要向患者报告实际病情，又要避免或者尽量减少重大疾病诊断给患者带来的情绪震荡，这是一个改善交谈技巧的问题。

医生需要抱持同情的态度，采用平静的语气，宜少分析病因，把交谈重点放在治疗方案上，以有益于患者保持积极乐观的情绪。

积极、如实地回应患者的担忧，有助于患者增加内心的确定感——确定感对于重疾患者是很重要的心理支撑。

在患者同意的前提下，让家属参与交谈是一个可取的策略，有助于患者和家属互相支持、安慰。

对重大疾病知情权的剥夺往往同时意味着对治疗决策权的剥夺，导致患者丧失了为自己做治疗决定和获得所欲治疗的时机。

我不主张恶意推测他人动机，但说到底，无论伴侣还是子女都不是患者本人，都有各自主观的立场、观点，甚至不排除私利，对于患者愿意接受怎样的治疗，付出怎样的身体痛苦和精神代价，顶多可以推想和感同身受，但终究不是真正的承受者。

患者才是医疗决策后果的最终承受者，因此，在头脑清醒、有决策能力的情况下，他们的自主权应该得到尊重，享有充分的知情权和决策权，这才符合公平、正义的原则，否则，医生和家属对患者构成侵权，如果导致治疗贻误，应该承担法律和道德责任。

J先生与前妻所生的子女、他的兄弟姐妹和知己朋友考虑过向法院起诉陪同他就医的太太。

很难证明J先生的太太在延误他治疗方面有什么主观故意和应负的责任，甚至也很难证明她向患者隐瞒了病情。但无论如何，客观上，患者的治疗时机确实延误了，她也就难以避免他人的猜疑和非议。

逝者已矣，追责和惩罚并不是目的。我衷心希望医生和家属改变习惯做法，充分尊重患者自主权，把重大疾病知情权和医疗决策权交给患者，患者的这些权利也应早日得到法律保障。

$$3$$

人同此心，心同此理。事实是，即使不是所有人，起码大多数人都希望了解自己的真实病情，希望就自己的医疗方案自主决策，并且也不希望医生、亲人向自己隐瞒真相。然而，很多人在处于家属位置的时候，却不介意对亲人封锁消息。

己所不欲，勿施于人。我们希望怎样被对待，就应该怎样对待别人。即便从自私的角度出发，也最好这样做，否则，有一天我们也可能是被蒙蔽、被欺骗的人。

2016 年 3 月，妈妈发现便中带血。是鲜血，可见问题出在下消化道。看来，过了 35 年之后，她的肠癌复发了。这时她 88 岁，身体硬朗，头脑清醒，思维依然敏锐。

1980 年妈妈第一次得癌症时，我 13 岁，还很懵懂，一点忙也没有帮上，连倾听、安慰她都不会。妈妈一直说，在那个生死莫测的关口，她想得最多、最放心不下的就是我。活下来、把我养育成人是她愿意接受手术的重要原因。

今非昔比，我已长大成人。羊羔跪乳，乌鸦反哺，这下轮到我来照顾她了。我对她说，她当女儿我当妈。她微笑说好。

我以最快的速度安排了就诊和接下来的肠镜检查。检查过程，我全程陪同。她像个没事人一样，谈笑风生，不以为意。

结果不出所料，是癌症。结肠癌。医生友人看了报告后告诉我，有很好的手术机会。我一心想的是赶紧安排入院、手术。这只是一个中小型手术，母亲基础身体情况不错，没有高血压、心脏病、糖尿病等基础病，手术风险很小，切除癌块后，两周左右就可以出院回家了。

我第一时间把检查结果和接下来的安排告诉了哥哥。他完全赞同。

不存在向母亲隐瞒病情这个选项，但毕竟是癌症这么重的病，如何告诉她，我还是花了点心思。

我确保自己处于积极、乐观的状态，把交谈重点放在治疗和预后上。我告诉她和父亲，病有点重，可能需要手术。医生说有很好的手术机会，切除了病变部位就好了。

妈妈坚决地说，她既不住院，也不手术。

如果是癌症呢？

不做。

从一开始便血，她就敏感地意识到可能是癌症复发了。做肠镜只是想确认而已。她的想法是，如果是一般的病，可以通过吃药、打针治疗，那就治；如果是癌症，那就不治，反正绝不手术。

母亲的反应多少有些出乎我的意料。我及时把情况反馈给哥哥。我们决定一起和她谈谈。

既然有很好的手术治疗机会，我们都主张赶紧住院、手术。

母亲仍然是一口回绝了我们的建议。我们告诉她，她的病有很好的治疗机会，她的基础身体状况不错，治疗以后她还有机会活个十年八年（我的估计乐观了。后来医生朋友当着她的面说，手术后还可以活个三年左右），可以看到她心爱的孙子孙女结婚，可以抱重孙；我们愿意提供全部的费用，保证悉心陪伴、照顾她……凡是她提到的不住院、不做手术的理由，我们觉得都可以很好地解决。但她还是不为所动。最后，我们建议不忙着下定论，想想再说。

几天后，她还是决定不做手术，并且也不接受放疗、化疗——针对她的病，西医目前就这三种方案。

我特地请了当初安排她就诊、检查的医生友人同她谈谈，但她仍然不肯松口。医生朋友对她说："你要听医生的话。"她说："年轻人，你不了解我……我相信医生，但医生的话只能听一半。医生还是要听我的话才行。"

这就是我妈。

我和哥哥不希望妈妈失去她本来可以享有的治疗机会，更不希望她遭受癌症晚期的痛苦折磨。结肠癌的晚期会疼痛、吃不下东西、腹胀、便秘……我们担心她是否了解全面的情况、决定是否基于理性，于是建议开个家庭会议进行讨论。

哥哥特地把这次家庭会议安排在父母的家乡峨眉，一家人趁机一起旅行一次。那天我们见了梁焰先生推荐的一位著名的中医张医生。张医生看了我妈以后，都没有为她开处方用药。她懂医生不肯用药的含义，坦然接受。

晚上到酒店安顿下来后，我们来到父母的房间开会。哥哥和我陈述了手术治疗的机会、不治疗的后果，再次重申我们希望妈妈多活几年，我们愿意提供所有费用，负责陪伴、照顾一应事宜，连她住院期间父亲的生活照顾我们都考虑到了。

妈妈表示知道我们爱她，明白我们的孝心，也理解我们怕她的决定基于情绪和片面的认识。她说自己的头脑很清楚，我们说的道理她都明白，但她有自己的考虑。

她经历过肠癌手术，知道手术非常痛苦，不想再经历一次。她说人总是必须死的，总要以这样那样的病痛而死，她能够想象并愿意承受癌症最后的那些痛苦。眼下她还不痛，还能自主生活，她不愿意接受手术后哪怕半个月、一个月依靠他人照顾的生活。她觉得活到这么大年龄已经很满足了，而且，她已经完成了人生的责任，"是可以死的人了"。

妈妈的一番话在情在理。她头脑清楚，思维清晰。我们感到遗憾，但也觉得不宜再多说什么。我们表示理解她的决定，同时也留了一个活口：任何时候她改变主意，想做手术了，说一声，我们马上安排。

有亲友对这个结论表示不解：不是积极主张她做手术的吗，怎么这么快就改变了主意？应该继续说服她，或者强迫她做呀！

我们没有改变主意，但我们觉得这是应该由妈妈自己做主的事情。她做了不做手术的决定，我们只能理解和尊重。

之后我们没再尝试劝说她手术。她说过，不希望我们和她反着说。如果我们劝她手术，她只会不快。我们不可能强迫她，她也绝不是可以被强迫的人。

我们没有强迫她的想法。那是傲慢了，好像我们比妈妈自己更了解什么对她最重要。那么做，也是越界，是剥夺了她对自己生命的自主权。我们没有那样的权力。我们已经表达了观点和态度，妈妈综合考虑后的决定是最后的决定，我们无条件理解、接受，保证按照她喜欢的方式，陪伴、照顾她生命的最后一程。

妈妈一直没有改变她不做手术的决定。在治疗和生活之间，她选择了生活。她不愿意放弃她当下还可以把握的生活，来接受手术和激进治疗的痛苦、风险，交换可能更长也可能更短的生活。

这之后，妈妈还过了一年半的正常生活。她身体状况基本稳定，生活基本上一如既往，唯一的妥协是接受了由家政工帮着打扫卫生。

因为事情按照她自己的想法处理，我们都理解和支持她，她心情舒畅，随时欢声笑语，见过她的亲友都说不敢相信她是癌症患者。她很骄傲自己做了正确的决定。

我们家人保障了妈妈的知情权，在医疗决策上，她充分行使了自主权。不能不说，我妈是一个战略家。她自己决定什么重要、知道自己想要什么，并且坚持自己的立场、观点，不为专家乃至自己儿女的观点所动。

作为她的儿女，我觉得哥哥和我的表现也可圈可点，配得上她的教育。

4

说起来，母亲只读过一年多的私塾，受教育水平并不高。她没有很多的书本知识，但她富有生活经验和人生智慧。尤其难能可贵的是，她极富主见，绝不盲信盲从，敢于坚持自我和捍卫自己的权利。

她有一句名言叫"三分匠人，七分摆布"，意思是说，自己是主体，别人是帮助者，自己需要怎样的帮助，要由自己决定，别人提供帮助时，自己要判断，决定是否符合自己的需要，是否采用。具体到医疗上也一样。医生是帮助和服务自己的人，病在自己身上，自己需要做判断、提要求，不能不假思索把决定权完全交给医生。当她感到她的治疗目标没有达成的时候，她会毫不犹豫地直接向医生提出质疑，或者改换医院、医生，她一定不会坐等病情恶化而不作为。

父亲住院20天，其间病情不断恶化。如果我妈还在，这是不可想象的事情。她一定早就找主治医生乃至他的上级交涉了，她不可能让父亲在那里住那么长的时间，而会要求出院、转院。

1984 年三四月份，高考之前，我的右眼出了问题。角膜上莫名出现了一个针尖大的小白点，并不疼痛，我也不以为意。白点逐日长大，在母亲的要求下，父亲带我去医院眼科看病。医生并没有给出明确诊断，但开了口服药和眼膏、眼药水。几天后，病情没有好转，白点反而肆意疯长，眼看就要覆盖半个角膜了。

母亲认为首诊医生诊断失误、不负责任，要求父亲带我去医院找另外的医生看。父亲不愿意，"医生说了一个星期以后复诊"，母亲觉得必须根据病情的变化采取行动，不能等待。她的理论是，任何病症，如果用药 24 小时或者两天还没有起效，反而严重了，就要考虑诊断错误，或者用药不当，要再找医生看。

在她的坚持下，父亲很不情愿地和她一起带我去医院。

到医院的时候，已是下午，眼科的号早已挂完了。母亲急了。她担心我的眼睛要失明了。情急之下，她决定去找院长。医院办公室一位女士接待了我们。母亲让她看我的眼睛，噼里啪啦向她介绍了治疗过程。她首先唤起对方同情，孩子还这么小，眼睛瞎了怎么办？继而威胁说，如果那样，要找医院负责。最后提出请帮帮忙，今天务必找一位专家给孩子看看。

那位女士听完之后，领着我和父母来到眼科门诊，直接把我带到角膜病专家蔡如超主任跟前。蔡主任判定我得的是角膜溃疡。他说幸亏来得及时，再晚一两天，溃疡穿孔，右眼就只有摘除了——那样的话，我的命运就要改写了。

父亲住院期间，我每天和他视频。眼看病情一天天恶化，我试图和他的主治医生沟通。可医生以保护患者隐私为由，不答应通过电话、视频交谈，要求我去医院当面交谈。我远在洛杉矶，这个情况医生也是知道的，他提出一个我根本无法具备的条件。他为什么这样做呢？

其实，家属既是患者的代言人、保护者，也本可以充当医者的耳目、助手，把自己的担忧和观察到的情况提供给医生，有助于医生了解情况，促进治疗，是医护人员在治疗过程中的合作伙伴。

有时候，因为害怕受到医护人员的呵斥，患者、家属有疑惑也不敢说，有问题也不敢问。其结果，当然不利于患者的治疗。

所以，面对医生、护士，无论是作为患者还是家属，我们需要鼓起勇气，提出疑问和要求。我们的懦弱、回避，可能让自己或者患病的亲人得不到应有的医治，结果也许就是生死的区别。

十二　了解临终，做好临终医疗安排

人们都知道死亡，但普遍不理解临终，更不了解临终医疗采用不当会造成比不治疗更大的痛苦，还会造成本来以为的延长生命，其实是延长了临终、死亡过程。

临终是一个特殊的生命阶段，是指由于疾病末期或者意外事故造成人体主要器官生理功能衰竭，现有医疗技术无法治愈，死亡即将发生的过程。

世界上不同的国家对临终的时限尚没有统一的标准。日本把预计只能存活 2—6 个月的患者称为临终患者，美国把估计只能存活 6 个月以内的患者称为临终患者，而英国把预计能存活 1 年以内的患者称为临终患者。在我国，预计只能存活 2—3 个月的人被称为临终患者。

临终如何判定？如何知道一个人进入了临终状态呢？

临终专家总结了死前 1—3 个月、1—2 周、几小时和最后几分钟这几个时间段常见的征兆。我参照了不同的版本，做了归纳（见本书附录二），帮助我们识别临终。

死前1—3个月，当事人可能表现出对外部世界失去兴趣。对平时感兴趣的事情，如读书、看报、看电视、听音乐等丧失热情，变得沉默寡言，退出人际交流。这是分离和告别的开始。

我们借助语言与外部世界联系。不想说话是临终的一个显著征兆。

人通过食物生存，食物为生命提供能量。死亡之前，停止进食是正常现象，是临终的又一个显著征兆。芭芭拉·卡恩斯指出，这是家属最难接受的观念之一——谁说不是呢？在这个问题上，西方人、中国人，并无不同。

临终阶段涉及饮食习惯的逐步改变，感到没有胃口，什么都不想吃，任何东西吃起来都没有味道，勉强吃可能会哽噎、呕吐。成人好像变成了婴幼儿，从吃固体食物变成食用流质食物，逐渐放弃肉食、蔬菜和其他不易消化的食物，后来连软食、饮品也吃不下了。

芭芭拉说，不吃东西没关系，这很正常，"不要勉强"——做到这点也不容易，需要避免投射。

死前1—2周，人变得迷迷糊糊，多数时间都在睡觉，但可以叫醒。可能会对看不见的人说话，说些旁人觉得莫名其妙的事情，出现理被子、床单的情形。

体征变化，血压降低，体温时高时低，面色泛黄，甲床、手、脚苍白、乌青。

呼吸改变。可能会喘息，也可能会出现呼吸阻塞的情况，肺部和咽喉部传出刺耳的声音。

死前一两天到几小时，可能会出现"回光返照"的情况。这时候，即将离世的人精神突然变好，有可能面色也会变好，食欲也会增强。

一般来说，死之前，人处于呼叫不应的状态。看似最后一次的呼吸之后往往还有一两次间隔时间很长的呼吸，然后，灵魂出窍了，"身体彻底空了，主人不再需要这个沉重而不具功能的工具"。

每个人走向死亡的方式不尽相同。芭芭拉特别强调，上述征兆只是一个原则参考。任何征兆都可能出现，所有征兆可能都会出现，也可能一个都不出现，"死亡按照自己的节奏，以自己的方式到来"。

我的婆母、母亲和父亲都清晰地表现出了很多的临终征兆。婆母和父亲都在一个时候停止了坚持几十年的读书、看报、看电视习惯，从学富五车的学者变得不识字、不会写字。他们也都显著减少了说话和交谈，只进行基本的寒暄。我家的三位老人家都有拒绝进食的情况。婆母和父亲都是突然完全不吃东西。婆母可以吞咽，但她不愿意吃。父亲是丧失了吞咽能力。母亲则经历了一个缓慢的进食习惯变化过程。她一辈子强调"人是铁，饭是钢，吃得两碗硬梆梆"，任何时候都坚持吃饭。去世之前一年多，她先是感到饮食无味、没有胃口，从吃固体食物变成吃流质食物、水蒸蛋，又首先停止吃肉，然后停止吃蔬菜，直到吃东西卡、呕吐，最后完全停止进食。

芭芭拉认为，死亡的方式取决于当事人对人生的恐惧程度和投入生活的程度，以及能否放下已知的生活、是否有勇气踏入新的生活。恐惧和未了事务是决定是否抗拒死亡的两大因素——这也是死亡研究者的普遍看法。

为了在将来不可避免地死亡时做得到坦然告别人世、接受死亡，我们要把握当下，积极、热情地投入现有的生活，并帮助父母过好生活。心理学家卡尔·荣格说："父母死气沉沉的人生给

子女造成的心理影响之大，无出其右者。"父母没有享受生活，
他们去世之后，子女更容易悲伤、自责。

父母过好自己的人生对自己好，对子女也好；子女帮助父母
过好他们的人生，对父母好，对自己也好。

临终者和亲人对于临终时的优先考虑事项不一定相同。临终
者本人更关心活着的价值、意义、舒适程度，亲人往往把活着放
在优先地位，因此会为临终者要求延长生命的治疗，延长临终和
死亡过程。

为了避免这种情况，为了以符合自身意愿的方式死去，有一
些可以采取的规划和管理工具。我们可以在健康、头脑清楚的时候，
提前安排好自己想要或者不想要怎样的临终医疗护理措施。子女
可以提前帮助父母做好同样的安排。

提前规划和安排是对自己负责任，有助于避免不想要的临终
医疗措施，把握自己对临终医疗和死亡方式的决策权。对于会怎
样死去、不会遭受哪些折磨心中有数，活着的时候比较放心，减
少死亡恐惧。

同样重要的是，避免把这样的决策任务交给亲人，增加他们
的压力和负担。这是对亲人爱的一种表现。

我的母亲早早地交代了她对临终医疗的偏好。她不是私下单
独给我或者单独给哥哥交代，而是给我们兄妹同时交代。她不是
轻描淡写说一次、两次，而是每年都会严肃地说几次。此外，她
还把她的想法告诉其他至亲，让大家知道，放弃某些延续生命的

治疗措施是她的决定，不是我们不想救她。母亲真是洞悉人性。她害怕儿女由于惧怕舆论压力，为她要求治疗，所以提前传播观念，为我们扫除障碍。

母亲做这些交代时，父亲就在旁边。她交代完自己的要求后，还特地问父亲到时候要还是不要这些措施。父亲总是笑笑，不置可否。这客观上使得我们为他做医疗决策时左右为难，最后哥哥为他选择了延续生命的治疗。如果这是一个不那么好的决定，那么，父亲自己要承担主要责任。

我父母的同辈人中已经有一些先知先觉者开始提前交代临终医疗要求。在我的朋友圈中，除了我母亲和彭子京、豁剑秋两位老师，还有两位老人也有这样的意识。我母亲和彭老师、豁阿姨是用口头交代的方式，友人钟姐的父亲和另一位友人石先生的母亲，都采取了书面交代的方式。石先生知道我在做临终医疗和死亡方式研究，特地把他母亲写给子女、交代临终医疗偏好的信件拍照发给我。石妈妈有多位子女，为了避免大家到时候意见分歧，她在信中嘱咐，任何人到时候都不能自作主张，务必以她的要求为准，她说："你们按照我的要求办，就是尽了最大的孝心了。"

在美国，人们用名为"生前预嘱""预立医疗护理指令""允许自然死亡指令""维持生命治疗的医嘱或者医疗指令"之类的文件规定临终医疗偏好，管理死亡过程。这些文件是死亡权利运动的产物，是规范性的文件。"生前预嘱"最早出现在1967年。1976年8月，美国加州首先通过了"自然死亡法案"，允许患者依照自己意愿不使用生命支持系统，自然死亡。此后20年间，"生前预嘱""自然死亡法"扩展到几乎全美及加拿大。

签署"生前预嘱"等文件的目的是，应对医疗技术不断提高延长死亡能力的情况下，有可能会面临的各种问题。延长死亡被普遍认为伴随着痛苦、折磨，让临终者丧失尊严。在需要生命支持的时候，患者往往无法表达自己的愿望。在这种情况下，如果由医务人员或其他人，而不是由患者做出生命支持的关键决定，患者的自主权和隐私权可能会受到侵犯。预立文件允许患者在无法说话时通过提前提供指示来"说话"，这也是赋予知情同意权的一种方式。

这些文件的核心内容为是否希望使用维持或者延续生命的治疗措施。

生命支持措施指维持和延续生命的手术、设备或者药物，包括：

1.心肺复苏（CRP）。指心跳和呼吸停止的情况下，通过胸部按压恢复心跳的做法。

2.呼吸机。在肺停止工作的情况下，呼吸机替患者呼吸。一根管子通过嘴巴或者颈部切口插入气道。管子连接着呼吸机。

3.鼻饲，也叫管饲、人工饲喂。这是一种医疗措施，为身体提供液态食物（营养液）。患者无法通过自然进食获得足够营养，或者出现吞咽障碍时，借助鼻饲获得营养。

4.透析。肾脏停止工作时，透析机帮助患者排除血液中的毒素、废物。

5.输血或者采用血制品进行治疗。这种做法是把一根细细的软管插入手臂上的静脉，把血液或者血制品输入人体。

要或者不要哪些医疗服务、是否希望使用维持生命的医疗措施，与个人的价值观和信念有关。有助于决定医疗偏好的价值观和信念有：

对我来说，要保持良好生活，以下哪些事项对我特别重要（勾选）：

1. 有亲人的陪伴和交流 ☐

2. 自主决策 ☐

3. 进行有意义的交流 ☐

4. 能够活动和行动 ☐

5. 认识亲友 ☐

6. 能够进行社交 ☐

7. 独立生活 ☐

8. 自行进食 ☐

9. 自主照料个人卫生（包括洗浴、穿衣） ☐

10. 住在自己家里 ☐

11. 能够工作和／或者做志愿者 ☐

12. 能够从事兴趣或者爱好 ☐

13. 遵守精神信念或者宗教信仰等 ☐

2011年6月，我国出现了由北京生前预嘱推广协会推出的首个"生前预嘱"文本。从2013年6月10日起，中国公民可以登录"选择与尊严"网站，在线填写"生前预嘱"（见本书附录一），也可以下载、打印，认真思考后进行填写。

"生前预嘱"正在推广中，知晓和填写的人比例还极低。我想这种情况与国人忌讳讨论死亡的习惯、缺少讨论临终医疗偏好的意识有关。改变会是一个缓慢的过程，需要观念、意识的更新，需要更多的人参与传播。

已经填写"生前预嘱"的人一定要让有权代做临终医疗决策的家人理解和知晓自己的决定，最好同时周知亲友。

"生前预嘱"是可以修改的。随着时间的推移，我们的想法可能会发生变化。建议每年或每半年拿出来回顾一次，如果需要，进行必要的修改，确保反映自己最新的想法。

填写"生前预嘱"是一个彰显自主性的行为，反映个人就什么样的生活值得过、什么样的死算是"好死"、善终的价值判断。这是一个面对自己真实内心的机会，不需要过多考虑别人的看法。

很多人以为只有老年人才需要填写"生前预嘱"。这是一个误解。疾病、意外、死亡在任何年龄段都可能发生。一般来说，未成年人的医疗决策由父母决定，18 岁以上的成年人都可以尽早思考和填写"生前预嘱"，越早完成这项任务越好。

3

"免做心肺复苏指令"又称"允许自然死亡"指令，有时候作为一个单独的文件填写。

心肺复苏是一种救助心搏骤停患者的急救措施，通过人工保持脑功能直到自然呼吸和血液循环恢复。但是，在面对一些年老体弱的患者时，免做心肺复苏被视为仁慈之举。因为对于虚弱人士来说，心肺复苏术非常残酷，而且通常没有效果。据研究统计，70 岁以上、在医院之外实施心肺复苏术后，恢复独立生活能力的人不到 8%。心肺复苏术包括用电除颤器电击心脏，以及用力按压胸部，经常造成脆弱的肋骨骨折。实施心肺复苏过程中，几乎所有人都会遭受疼痛和创伤。

近年来，我国一些医院开始要求住院患者或者家属填写这个文件。2019 年 4 月 19 日去世之前，我母亲多次入住医院，每次一住进医院，医生就会送来这份文件要求我们签署。每一次我们都毫不犹豫地为她选择了放弃。父亲从 ICU 回到普通病房后，我们也为他选择了放弃。

我有多位朋友为临终的父母选择了心肺复苏术。有位友人的双亲在死前都经历了心肺复苏术。两位老人去世时都是 95 岁左右的高龄。他们在半年内相继病危、入住 ICU。老先生心脏停搏后，医生询问子女是否做心肺复苏。他们当时不了解心肺复苏是怎么回事。既然医生提出来了，那就做吧。医生们忙活了半天，压断了两根肋骨，却没有救回老人的命。

事后，友人和他的几个兄弟姐妹都很懊悔这个决定，觉得不该采取这个措施。

半年后，他们的母亲心脏停搏时，ICU 医生问家属是否采取心肺复苏，兄弟姐妹意见不统一。最终坚持采取措施的人占了上风。友人心里是反对的，但既然其他兄弟姐妹要求采取，他也就把自己的想法吞进了肚子。于是，发生在老父亲身上肋骨压断的情况，又在母亲身上重复了一次，然后大家再一次后悔。可惜无论怎样后悔、自责，老人经受的痛苦已经成为事实，无可挽回了。如今，他现身说法，告诉亲友尽量不要采取心肺复苏措施。

很多美国人还会签署一份"医疗决策代理"文件。这是一个法律文件，委托人可以指定一个或者两到三个人，在自己丧失医疗决策能力时，代做医疗决定，包括决定是否使用和停止使用维持生命的医疗措施。

通常，受托代理人应该了解委托人希望在什么时候停止治疗，或者是否需要某些治疗。代理人应该确保委托人在生前预嘱中的指示得到正确执行，如果出现委托人在生前预嘱中未预见的特殊情况，代理人应该基于对委托人价值观、医疗偏好的了解，做出与委托人价值观吻合、符合其意愿的决定。

选择医疗决策代言人太重要了，事关死亡质量，不可马虎。很多人选择配偶或子女作为代言人，但家庭成员不一定总是最佳人选。谁是最佳人选，签署者要做到心中有数。有些亲属容易受情绪影响，不易做出理性的决定。在美国，不少人选择信任的朋友作为预嘱执行人。《善终的艺术》作者凯蒂坦言担心自己生命垂危时，丈夫布莱恩情绪不稳定，所以选择了一位相识30年的朋友担任预嘱执行人，因为这位朋友头脑冷静，能够贯彻承诺，理解她的价值观，表述清晰，并且不介意问问题、质疑和发表个人意见——这些都是一位理想的医疗决策代言人需要具备的品质。

国人还很少有正式指定医疗决策代言人的做法，相关意识还很薄弱，事到临头，家庭内部乃至亲友七嘴八舌，大家都要参言，立场不一，常常干扰决策。正式指定自己信任的代言人在一定程度上可以更好地保证自己的意愿得到执行，更方便决策，减少家庭成员因意见分歧导致的纷争和关系损伤。

我曾经在一篇文章中写到，如果亲戚、朋友没有应邀参与决策，最好不说三道四，以免干扰家属决策——在我们的社会，仅仅做到这一点，就已经是一种帮忙了。

受托担任医疗决策代言人既是责任，也是极大的信任和荣誉。作为受托人，我们没有办法制止别人议论。只要我们真正把临终者的最佳利益作为首要的考量，忠实执行临终者的意愿，就不用考虑别人的看法。这需要忠诚，也需要勇气。

据说柏拉图临终时，有位朋友请他用一句话概括他一生的工作。柏拉图睁开眼睛，看着这位友人说："练习死亡。"

面对死亡焦虑、死亡恐惧，常见的做法是回避、不思考、不讨论。这不是一种积极、有效的态度，只会导致心智受限，心灵萎顿。

也可以反其道而行之，积极应对，不仅说出来——很多时候，说出来以后，恐惧就可以弱化，甚至消失，而且，还可以进行练习。

死亡练习帮助我们认真思考自己的死亡，而不再是抽象地看待死亡，或者把死亡看成别人的事。如果我们不区分别人的死亡与自己的死亡，就没办法就死亡进行有意义的讨论。

练习死亡是克服死亡恐惧、为死亡做好准备的有效途径，真正具有解放心灵的作用。

以下分享一些死亡练习方式。这些练习不是我的原创，是我在阅读过程中收集、筛选和翻译的。

练习一：闭上眼睛，想象在参加自己的葬礼。

想象来到殡仪馆，看见自己躺在棺材里；想象听见一位朋友诚实地谈论自己及自身生命的意义；最后，想象自己死而复活。

还有人真的举行"生前葬礼"或者"葬礼派对"。美国"死亡晚餐"组织的创始人迈克尔·赫布在《死去之前都是人生》一书中记叙了朋友们为他举行的一场"葬礼派对"，以庆祝他40岁生日。活动当天，他身穿白衣，躺在专为他定做的无盖棺材里。他在里面静静地躺着，3个小时后，护柩者把棺材抬到一个黑暗的屋里，里面点着一根蜡烛。友人和他15岁的女儿发表了情真意切的悼词。

练习者会休会到一种重生的感觉。这个练习有效揭示死亡可以赋予生命怎样的力量，有助于我们只争朝夕，活出自己希望的样子。

如今，"葬礼派对""生前葬礼"渐成时尚。有些人，如迈克尔·赫布，以此作为死亡练习的一种方式，还有些人则是在临死之前举行葬礼，这样他们就可以亲自参加自己的葬礼。这真是一个有创意、有趣味的想法。

练习二：为自己写一篇悼词。

回答这些问题：我希望怎样死？我会抗拒吗？我想在睡梦中死去吗？我希望提前知道死讯，还是希望死亡不期而至？我觉得我可以接受死亡吗？

回答尽量具体。越具体越好。

练习三：写一篇自传。

心理学认为人是由其过去塑造的，但我们也可以改变过去之于自身的情感意义。一旦改变我们对童年、少年经历的看法，在情感的意义上，那个过去就改变了。新的过去所塑造的这个自己变得不一样了。

追溯过去赋予人生以意义，写自传是一个很好的途径。自传不是简单地按时间顺序进行叙述，而需强调以下要点：

1.这个自传是为谁写的？有些老人是写给孩子的，目的是让孩子了解父母。父母由此对孩子表达最后、最深沉的爱，有助于解决很多未尽事宜。

2.你的人生为什么会是这个样子？这样的分析让人对自己充满爱、理解和同情。

3.你的经历可以给别人什么教益？这个话题给过去未曾觉察的经历赋予意义。

4.你现在如何看自己？自传写作是一个特别好的自我肯定行为，是一种极其有效的表达"我在"的方式。

5.对未来有什么影响？无论处于什么年龄，写自传往往给当前和未来的人生以意义，因为它设定了新的目标。

练习四：你认为你会在哪个年龄死？

写下具体的年龄，认真想想为什么选了这个年龄。这个数字让练习者以全新的视角看待自己的整个生命，帮助发现自己是什么样的人、应该成为什么样的人，以及不该成为什么样的人。

你认为你什么时候死？现在、明天、1年后、10年后、25年后、

50 年后，在这些不同的时间死去的可能性有多大？

回答这个问题让人接近自身死亡这个巨大的潜在事实，也有助于增强时间的紧迫性，从而更好地利用自己的时间。

练习五：想象你躺在医院，生命垂危。

你躺在医院，快死了。你已经住院很长一段时间了，痛苦不堪。你知道生命到终点了，你强烈地感到自己被抛弃了。朋友们不再来探望，不再把你视为他们中的一员。实际上，他们好像希望你死了算了。

下一步，思考你的疼痛，渐渐从感觉疼痛转变为观察疼痛，好像那不是你的一部分。获得这种疏离感后，疼痛没有那么强烈了，似痛非痛的感觉带给你轻松和平静，甚至喜悦。你已经习惯了疼痛，所以不痛的感觉有些奇怪，好像很陌生。疼痛与你难舍难分，它为你重新设定了世界，让你感觉到你的存在。但是，现在，疼痛已经成了遥远的事情。你感到昏迷，因此，你明白你要死了。你知道这事，不需要别人告诉你。这种情况下，你非常安宁，完全无所谓。因为你已经退出人间了。

读者可以根据自己的需要进行以上练习，也可以自创适合自己的死亡练习方式，以帮助自己克服死亡焦虑、恐惧，促进精神心理成长，更好地活在当下。

十三 母亲之死：一个善终的样本

作为生命的一个环节，临终和死亡也可以美好。这是我的观念，也是我希望达到的目标。最终，母亲、我们家人、亲友、陪护及医护人员通力合作，帮助母亲实现了堪称美好的死亡。她实现了善终。

2017 年 12 月，我从洛杉矶回成都陪伴母亲。这时距离她的结肠癌诊断一年半了。此前一段时间，她便血情况加重，身体越来越虚弱。她感到了癌症对她身体的侵蚀和生命的流逝。她依然不以为意，对生活一如既往充满热情，兴致勃勃地和我聊天、外出就餐。然而，她的食量减少，营养摄入有限，消化、吸收很差。

要不要进行积极的治疗？

在回国之前，我已经联系了肿瘤医院的医生朋友，准备再做最后一次努力，看看能否采取化疗。我陪她做了检查，专家否决了化疗的可能：身体太虚弱，承受不了。

积极对抗治疗的机会没有了，我想到了成都建立最早也最有名的一家临终关怀机构。

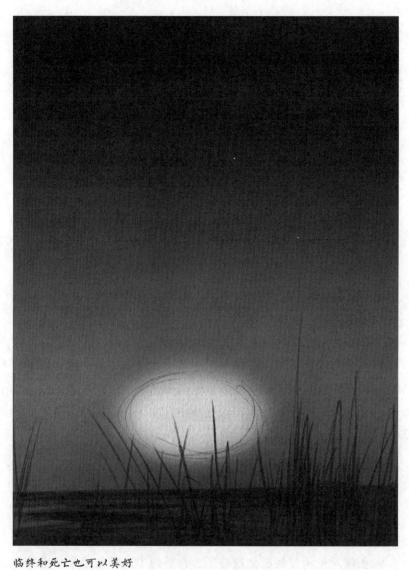

临终和死亡也可以美好

我为母亲挂了主任的号。没想到主任一再劝说母亲做癌细胞摘除手术。母亲仍然谢绝了。她说要做手术早就做了，想做手术就不来这里了。

主任采纳了我的意见，把母亲收进了临终关怀病房，采取对症治疗。

母亲在这里住院的体验不好。她和另外两位病友同住一个房间，其中有一位病友是男性。靠门边的那位老太太处于谵妄状态，夜里呻吟、梦呓、吼叫，导致母亲无法入睡。

病房没有卫生间，如厕需要去整个楼层公用的卫生间，输液期间和夜间需要便溺，只好由护工用便盆接着，躺在床上大小便。母亲非常不适应，觉得很痛苦。

病房没有洗浴条件，只能由陪护用面盆去锅炉房接热水擦洗身体。医院食堂的饭菜难以下咽。

在这里熬了十来天，经过输液、输血，恢复了一些体力后，12月31日，母亲坚决要求出院回家。她说自己宁死也不愿意继续住院，宁死也不愿意这样活着。

这天天气寒冷，天色灰蒙蒙的，父母所在小区道路两边的银杏树都掉光了叶子，一派凋零，像极了母亲的生命状态。

那天晚上我陪她很久，扶她上床躺下后才离开。夜里躺在床上，想到就要失去她了，我辗转反侧，难以成眠，时有清泪。她是最痴情的母亲，永远把儿女放在她自己之前。从小到大和她在一起，好吃的让我吃，好穿的给我穿，教诲我、启迪我、塑造我。我有了女儿以后，她为了让我追求学业、事业，包揽了对孩子的照顾。为了让我睡好觉，我女儿从满月的第一天起就跟着她睡。因为不放心保姆，孩子的食物她都要亲自做。无论冬夜多么寒冷，她都要亲自起床给孩子冲奶粉。孩子哭闹的时候，是她熬更守夜哄，编些曲调唱给孩子听；女儿上学后，风里、雨里、酷暑、寒冬，都是她和父亲接送……她以燃烧自己的方式养育我、护持我、成全我。

于她，我是最忠诚的女儿。我从小就立志要照顾她，让她不虞匮乏是我的动力和骄傲。我一直和她说，我的就是她的，她和父亲随时可以跟着我生活，我的家里永远有他们的位置，周末、逢年过节他们几乎都和我在一起。

几十年来，在陪伴和照顾她和父亲的衣、食、住、行、游，包括情感、精神方面，我自觉尽心尽力，没有什么遗憾和抱愧。

我擦干了眼泪，在心理上接受了她将不久于世的事实，专注于如何帮助她走好生命的最后一程，为人生画上一个圆满的句号，实现善终。

出院以后，妈妈彻底丧失了独立生活能力，需要 24 小时贴身陪护。这不符合她一贯的想法。按说她是绝不愿意依赖别人的，但她审时度势，最终也接受了。

妈妈清楚自己不久于人世了，她有一些想最后一次再做的事——无论她想做什么，我和哥哥都热烈支持，全力促成。

她想最后一次做香肠，最后一次炸酥肉，最后一次包粽子。食物就是爱，为儿女做好吃的食物一直是她表达爱的一种方式。她已经不能亲自动手，坐在一边指挥陪护和表弟他们做。做好以后，亲自分装，给我和哥哥及其他她爱的人一家一份。

农历冬月十一日是她的生日。也许这是她最后一个生日了，与其等到她去世之后葬礼的时候聚，不如趁着她在的时候聚更有价值、意义。妈妈采纳了我的提议。2018 年 1 月 6 日，五六十位亲友欢聚一堂，妈妈头戴寿冠，喜气洋洋地接受了大家的祝贺。

　　寿宴之后，我挽留姨妈、姨父和两位健在的舅舅留下来陪妈妈几天。次日，我陪同几位老人一起去了大邑游玩，妈妈玩得非常开心。这是她和弟弟妹妹最后一次集体出游，也是她最后一次远游。

　　妈妈的身体迅速衰退，到春节的时候，已经完全不能站立，在家里也只能坐轮椅了。正月初二，我和女儿像往年一样陪她去文殊院烧香。她竭力想打起精神，但是身体完全不能支撑，脑袋耷拉在胸前，眼皮好像很沉重，让眼睛睁着对她都很困难。

　　从文殊院回家后，她就彻底倒下了。

　　她太虚弱了，摄食很少，再不送医院，要不了几天就会没命。可她不想去医院。她觉得自己的死期到了，就在家里死。我可以接受她在家里死，可是，成都没有提供上门服务的临终关怀机构，如果身体有什么状况怎么办？

　　经过一番劝说，她终于同意去医院——但她坚决不去先前的那家临终关怀机构。

　　哥哥为母亲联系到一家市级医院的老年科。正月初四，女儿同我和哥哥一起陪着母亲去医院。临出门了，妈又反悔了，抓着客厅沙发靠背不肯离开，带着哭腔，有些生气地说："你们就是不想让我死在家里。"最终我和女儿连哄带求把她送进了医院。

　　这里住院条件不错，类似酒店的单人房。房间宽敞明亮，躺在床上可以看到天空，阳光可以照进来；有室内卫生间，可以洗浴，其他配套条件提供了生活的便利，较为舒适。她对这里的住院条件感到满意，住了下来。

这里的医生、护士热情、友善，还在门口就和"张婆婆"打招呼。母亲和医护建立了友好的关系。这对她很重要。她自尊心很强，非常在乎别人对她的态度。如果她觉得医护人员态度不好，冷漠、生硬，她肯定会坚决要求离开。

我和哥哥同医生有坦率的交流，彼此对住院和治疗的目标很明确：只做对症治疗，让老人家感到舒适就好。我们要求不做非治疗必需的检查，避免折腾老人。

凯蒂·巴特勒对临终患者和家属也有类似的建议：不是治疗必需的检查尽量不做，医生要求做检查时问清楚理由："这项检查将如何改变我们现在的情况？还是说，检查的目的是得到更多的信息？如果是这样，那就免了。"华盛顿大学坎比亚卓越姑息医疗中心医学肿瘤学与姑息医学联合主任安东尼·班科建议说，作为患者，你没有义务建构一份庞大的病史，或者监测一种无法治愈的疾病。

对症治疗有效。她恢复了体力，又可以下床走动了，饮食也有所恢复。白天输完液后，哥哥和我尽量陪她去医院附近的公园散步、聊天。晚饭后，我会陪她在病房过道上来回走路。看到她努力走路的样子，我心里说不出的感伤、感动。她什么时候都不会放任自己懒惰，走得这么艰难也尽量走。她年轻时健步如飞，她说希望恢复行走能力。这种时候，我会感到她不切实际，她似乎忘了人不能从老年、衰老变回青春、活力。

在我妈的理解中，医院就是治病的。她的另一个不切实际在于，她希望医生可以治好她的癌症，解决便血的问题。这当然是做不到的。既然如此，她觉得住院意义不大，无非是拖延死亡。于是住了不到一个月，她坚决要求出院回家。

离开医院，离开了药物和营养支持，情况肯定很快又会恶化的，不如还是住在医院吧？

不，她坚决要求回家，并且宣称再也不来医院了。她要死在家里。

我和哥哥按照她的意愿，让她带药出院回家。

能够再次回到家里生活，母亲非常欣喜，每天都过得很开心。

不出所料，回家不到一个月，她又退回到住院之前的状态，并且还发烧了。于是，在我们的劝说下，她又回到了医院。

就这样，在整个 2018 年，母亲反复住院、出院。反复入院、出院对我们来说的确费事，每次入院要打包她吃的、穿的、用的东西，出院又要打包带走，就像搬家一样，办理住院、出院手续也很费事。但是，我们的做法符合母亲的心愿。

某种意义上，她接受治疗、活着也是为了我们。我们为她做的，是充分利用现代医疗，不让她在有条件活着、还享有一些生活乐趣的时候死去。

2018 年 12 月，她的身体情况更差了，这一次入院，直到 2019 年 4 月 19 日去世，她再也没有离开过医院。到了后来，她也不再提出院回家的事。病房最后成了她家一样的地方，很多时间我父亲也住在这里。2018 年冬月十一，我们家人和成都的亲友在这里为她庆祝了 90 岁生日。2019 年春节，我们和她在这里共度了她人生的最后一个春节。

✦✦✦✦✦
3
✦✦✦✦✦

　　自从知道妈妈患了结肠癌以后，我和我哥最担心的就是晚期癌痛。疼痛本来就折磨人，何况她对疼痛非常敏感。我们不担心镇痛药的副作用。在生命的尽头，舒适比活命更重要。如果为了多活一点时间，要忍受疼痛、不适，那显然没有必要，本末倒置。

　　医生了解我们的想法，为她提供了完全的镇痛，尤其到了生命的最后两个月，各种镇痛方法都用上了。如今镇痛水平真是高，效果非常好，她几乎完全没有遭受疼痛之苦。

　　是住院治疗，输抗生素、输血及其他能量成分维持生命，还是放弃治疗，回家自然死去？妈妈一直徘徊在两者之间。她理解，如果治疗，就会延长生命，但同时，死亡的过程就拉长了。她觉得延长生命没有意义，浪费资源和金钱，家人每天到医院探望、陪伴，她觉得对大家也是负担，常常和我念叨放弃算了。我很理解她的想法。到了治疗的后期，她不能下床，完全不能进食，连厕所都去不了，只能使用她曾经觉得难以接受的成人尿布。她多次当着陪护、我爸和我说，既然医药不能治好她的病，她想要终止治疗，该死就死。

　　终于有一天，她又说起这个想法的时候，我问她想好了没有，表达的是不是真实想法。她说想好了，是真实想法。我表示理解和赞同她的想法，特别钦佩她。如果我的生命到了这个时候，我也会有同样的考虑。我建议我们一起和哥哥谈谈，看看他的意见。

　　我也问了父亲的看法。父亲认为停止输液、停止治疗是违法行为，家属会被追究法律责任。我告诉他，如果他是从法律角度考虑，那么，不用担心，法律不要求患者必须接受治疗。停止输液、输血并不违法，而且我妈头脑清醒、理智、有条理，这是她的决定，不是我们不给她治疗。

母亲去世后，父亲在闲聊中把这番交谈告诉了另一位亲人。我听到的转述变成了我要我妈放弃输血、输液。这番闲聊被认为表明父亲希望临终时要采取延续生命的治疗措施，并且他希望由我哥哥帮他做决定。这是我最终放弃为他争取死亡权利的根本原因。

其实，当着哥哥的面，我妈也屡次说不要输血、不要输液了，回家死算了。哥哥认为这些话不是母亲的真心话，认为她心里是想输血、输液的。

我的看法不一样。我认为我妈表达的是她的真实想法。如果她不这么想，她为什么要反复这么说呢？而且，这样的表达与她几十年一贯的立场和主张是一脉相承的。

母亲采取了一些延续生命的治疗措施，如抗生素、输血和输白蛋白等。她没有遭受太大的治疗痛苦，症状得到很好的管理，情绪一直积极、良好，维持了生活中她最重视的陪伴、交流，精神上还有成长。对于我们的照顾，她感到满意，我也是。其他家人、医护和亲友也都感受到了积极的力量。

4

照护临终的父母是一项艰巨的工作。有的老年伴侣可以承担这项任务，子女会轻松一些。有的家庭兄弟姐妹多，可以轮流照顾；有的由其中一个专职照顾，其他人辅助，并在经济上给予补贴。

父亲没有能力照顾母亲，我和哥哥各自工作都很繁忙，没有能力长期贴身照顾母亲。她病倒以后，征得她的同意，我们请了陪护照顾她。

请到合适的陪护很不容易。临终者的作息时间可能不规律。老人家晚上睡不着，陪护也不能睡，要陪她说话、递水、上卫生间，或者换尿片，夜间可能正在输液，需要盯着，如果情况不好，还要叫医生、护士。

白天老人输液，陪护得看着，也难有睡觉机会。

最初的几位陪护都因为不能获得足够的睡眠，几天就离开了。

母亲对陪护的态度和照顾能力也有要求，如果她觉得陪护态度不好，她就会要求换人。

有一段时间，我成了中介所的常客，考察人选、介绍情况、培训，上岗没几天，或者妈妈不满意，或者对方不适应，合作又终止了。最终是隔壁病友的陪护帮我介绍了珍珍。

珍珍是一位中年女性，年龄和我相仿。她有多年在医院陪护临终者的经验，还有一点特别打动我：她是一位佛教徒。

珍珍性格开朗、大方，快人快语。陪护 24 小时和患者一起待在病房里。病房里没有单独的床给他们，而配有折叠椅，白天是椅子，晚上打开就是一张单人床。母亲这时候如厕、洗浴、换衣服都要由护工帮助，活不累人，但观念中属于比较脏的活。珍珍完全不在乎。她也熟悉医院的流程，和医生、护士合作得不错。

我和她言明，我妈为人善良，但自尊心强、敏感，特别需要尊重和耐心，如果她心情不好，有误会、发脾气，希望不要计较，由我来处理。珍珍表示完全理解患者，会把老人当作自己的母亲看待，不会和她计较。作为佛教徒，她把和老人相处视为修行的机会。

这可太好了！

我把我们家庭情况介绍给她，也把我妈的人生经历、个性特点和她讲了。护工贴身照顾老人，了解老人的家庭状况、人生阅历和个性特点有助于她了解和喜欢老人。

我们提供了一份比市场价格略高的工资。按照约定，我们不承担她的饮食，实际上，我们和亲戚朋友送到医院的食品她都可以分享。

我们家人和亲友对珍珍都平等、尊重，以姐妹相待，她把我叫姐，把我哥叫哥。每次我去病房，我们都会聊共同关心的话题，宗教、人际关系、子女教育、烹饪、养生……

珍珍和我妈也有冲突的时候。有几次老人家指责她不耐心，把她弄痛了，不要她照顾了。珍珍不生气，不辩解。我对她表示欣赏和感谢，也会帮助她理解老人家的理由，一起商量如何缓解老人家的情绪。我也会劝说老人家，待她情绪好了以后，珍珍给她道个歉，说点好话，矛盾也就消除了。

珍珍把照顾我妈去世视为给自己累积福报，常和我妈开玩笑说，你先去了西方极乐世界，可得帮我说好话，以后我来了就有熟人了。我妈也是一个喜欢开玩笑的人，笑说那没有问题啊！

可惜 2019 年 3 月，在我妈去世之前一个多月，珍珍的儿媳妇要生孩子了，她必须回家照顾。

我们请到了刘姐代替珍珍。刘姐在老年病房做护工多年了，她的先生也在这里做护工。在过去一年多的时间里，刘姐和我妈与我都建立了友情，经常过来串门、聊天。刘姐性情温婉，话不多，爱笑，人很实在，富有照顾经验。她照顾我妈到最后。

护工大多是中年人，往往来自乡村、小城镇，受教育程度不高，但在照顾临终患者方面发挥了非常重要的作用。

护工是在和临终者合作，也是在和家属合作。他们的工作对于临终者的生存质量有很大的影响，所以，关心临终者的生存质量，家属需要和护工建立良好的关系和合作。我认为家属对于护工工作价值的承认、肯定，平等、尊重地对待他们，是良好合作的基础和前提。当然，待遇也很重要，优厚的待遇是尊重的体现，有助于确保陪护的忠诚和耐心。

不同专业背景的死亡与善终研究者不约而同都把精神信念／信仰作为善终的一个重要方面。在哲学家、肿瘤专家 E.J. 伊曼纽尔的善终模型中，精神信仰是六个要素之一，梅尔等人基于对 12个国家、36 项善终研究项目的归纳，提出了 11 个善终的核心主题，其中之一是精神信仰，并且排位很靠前。

说到底，精神信仰对人非常重要，濒临死亡的时候，变得尤其重要。这个时候，患者认识到自己即将告别这个世界，曾经以为重要、为之忙碌的事情，如占据大多数人大多数时间的事业、金钱、名誉、地位，都变得不重要，就是亲情、爱情、友情，也不能提供足够的精神支撑，这个时候，精神信仰有助于填补患者内心的空虚，缓解焦虑和恐惧。

哪种信仰不重要，重要的是，要有信仰。

亲人不宜推荐具体的信仰，更不能强加自己的信仰。这个时候，让临终者去了解和接受一个完全陌生、从未接触过的信仰系统不

一定是最好的办法，除非他本身完全没有任何信仰的基础。一个
方便、有益的途径是帮助亲人恢复曾经接触过，可以带给他内心
安宁、舒适的信仰。

我母亲小时候接触过佛教，到她患了结肠癌后，也许是常见
的老年睡眠障碍，也许其实也有潜在的死亡焦虑和恐惧，她夜间
睡眠极差，常常告诉我们她通宵未眠，我陪她看神经内科、睡眠
障碍门诊，也服了药，但都没有什么效果。这种情况下，我想到
唯一的办法是鼓励她认真念佛，加强信仰。

她念得特别认真。这个过程让她心神凝聚，避免东想西想，
心旌摇曳，对安定心神是有作用的。

等到后来，佛教徒珍珍做了她的陪护，我和妈妈笑说，这下
她有了学佛的老师、同学。不是所有雇主都可以接受珍珍的宗教
信仰，我不仅接受她的信仰，而且高度赞赏她对老人的精神陪伴，
珍珍非常开心。

她在病房里张贴佛像，每天和我妈一起念佛，听佛教故事和
师父们讲佛法。那些故事和道理都很对我妈的胃口，她听得非常
喜悦。

珍珍的四妹也是一位佛教徒，她也加入了关心我妈的行列，
经常通过视频和我妈聊天，还和家人一起到病房探望我妈，同我
妈建立了很好的缘分。

珍珍很会开解老人家，劝她不要想着自己的病和身体。当我
妈表示不想医治了、想回家，她表示支持和赞同。她用特别朴素
的语言说，现在的身体就像一棵老朽的树一样，树根已经死了，
给它再多的水、再多的肥料也吸收不了多少了。我妈一点也不反
感她的这些说法，非常理解和赞同。

我妈的医生们对于患者的信仰持宽容的态度。他们不反对、不制止。或许他们也意识到信仰对临终者的精神、心理有积极的支持作用。

在临终患者中鼓励精神信仰，在不增加治疗和费用的情况下，可以改善患者的精神、心理水平，可以说不无好处。

临终护理涉及的事项很多，有事务性的事情，还有情感支持的问题。亲友的参与既减轻家属的负担，也让临终者感到更多的温暖，获得更多良好的感受和精神支持。

在善终的条件中，亲朋好友的支持也是一个重要的方面。

我妈一辈子都是一个热心助人的人。她从来不会拒绝任何向她求助的人。三年困难时期，食物特别欠缺，每个人都吃不饱，就是在这种情况下，只要有亲友路过，她都会把自己的口粮让给客人吃。那可是真正的忍嘴待客。她特别自豪自己从来没有让任何亲友饿着肚子离开她的家。她对自己的弟弟妹妹、表兄弟姐妹都关爱有加，是几十上百个人的"大姐姐"，也对一个个侄子侄女视如己出，多位侄子侄女在求学的路上都得到过她的帮助。大家庭、家族的人都对她很尊重、很爱她。

她病倒以后，亲人们纷纷来看望她，她在成都的侄子侄女和他们的家人常常来陪伴她，解除了她的寂寞，带给她很大的情感支持。

她在去世前屡次和我说，自己这辈子做人大约还是不错的，要不然大家为什么对她这么好？我说是的，你广种福田，曾经关心、帮助别人，别人都铭记在心，在你需要的时候，大家都来了。

我们兄妹也和父母的亲友保持着良好的关系。我们非常欢迎大家到访，对他们的爱心、关心和付出表示高度的评价和由衷的感谢，热情接待所有到访客人。

在老人已经不能招待来访客人的情况下，子女对待客人的态度影响客人的感受。如果客人感到子女不欢迎他们的到访，他们就不好意思多来，相反，如果感到受欢迎、有价值，他们就有到访的动力。

我深知老人、临终者特别需要关心，我自己也为很多患病、临终的亲友付出过关心。对于所有的付出和带给别人的温暖，我都由衷地感到喜悦。

在自己有能力的时候，不吝于付出、积极付出，在需要的时候，有可能获得更多的帮助，接受帮助时内心也更轻松和坦然。这是我妈的良好示范。

我妈一直喜欢讲述她的人生，她最大的享受，就是有人倾听。我的倾听对她有特殊的意义，我也是最有耐心倾听的人。

在我女儿成年以后，我花很多时间陪伴父母，其中一个重要的内容就是倾听他们说话。我在成都的时候，每周至少听两次，周中一次，周末一次。

她不厌其烦地讲述她经历过的困难，以及克服困难的思路和方法。她也喜欢讲述家族历史，我通过她的讲述了解了先辈不凡的经历。

前人勤劳、聪明、吃苦、善良，我为作为他们的后代而自豪。母亲传承了先辈的品质，在她的讲述中，她突出她的担当、忠贞、聪慧、自尊、勇气等美好品质。

几十年听下来，我对她的人生故事太熟悉了，熟悉到她讲到哪里会有怎样的语气、怎样的表情，我都不会猜错。

父亲其实也很想表达，也很想让我知道他的人生故事，了解他的光荣和自豪。不过，他一般都把讲述的机会让给我妈——反正他也"抢"不过。

犹记得这样一个情景。2018 年春节前的一个夜晚，我回家陪父母吃完饭后，同他们坐在客厅聊天。我问到 20 世纪 50 年代那会儿，父亲中断学业回老家的事。妈妈从她的角度讲了她如何帮助父亲一位出身很不好的同学的事。妈妈在讲述中把父亲说得好像胆小怕事的样子，父亲一听急了，想要纠正，说不是那样的，你根本不了解情况！是这样的……妈妈说，别打岔，我还没有说完！等我说完你再说！

这个情景让我实在忍俊不禁，对我爸说："爸，对不起啊！你女儿只有一对耳朵，没法一只耳朵听你说，一只耳朵听我妈说。反正你都习惯让着妈了，等我听完了她的故事，再请你发言哈。"

爸好脾气地摇摇头，让我妈继续讲。

更好玩的是，我妈讲完了，抬头看看天，对我说："哎呀，天都黑了，你赶快回去吧，晚了在外面走不安全！"

我说："妈，你把你的女英雄形象塑造完了，我爸还没讲他的故事呢！我把他的部分听了再走吧！"

这下我爸才开始讲他的故事。他叙述的事实跟我妈以为的有很大的区别，她这才知道我爸也做了很仗义、很聪明的事情。父亲偷偷把那位同学送到了大山深处一户亲戚家藏身，帮他躲过了一劫。

临终住院期间，自我讲述对我妈变得更为重要。这时候她知道自己时间不多了，已经倒在病床上的她没有什么事情可做，一辈子操劳的她很不适应，如何打发漫长的时间是个大问题。我妈常说，"摆起龙门阵（四川话，意思是聊天）来忘了痛"，聊天可以转移她对身体不适的注意力。只要我在成都，我每天都去医院陪她聊天。

我并非一直在医院，珍珍才是陪她最多的人，所以，我决定教珍珍陪我妈聊天。

聊什么呢？

聊那些让她感觉积极、良好，让她对自己感到骄傲、自豪的事情。

我妈从小做农活。珍珍也出生在乡下。如何种地，什么季节种什么，如何让蔬菜、庄稼长得好，如何饲养猪、鸡，我妈可都是行家里手，讲起来头头是道、眉飞色舞。

我妈对自己的厨艺也是很自信的。哪种菜如何做好吃，如何包粽子、做香肠，乃至做豆瓣酱、豆豉、腌菜等等，我妈都很拿手，她讲起来也是很自信、很愉快的。

我妈对养儿育女有自己的理念和方法，她对于如何处理和调节家庭关系也有独到的见解和经验，她也喜欢聊这方面的话题。

珍珍很聪明。她常常在我妈面前赞美她的子女、丈夫和孙子孙女，夸老太太有福气。这些话可真是说到老人家心坎儿上了。

我妈自己也反复告诉我和我哥，她对自己的人生感到满意，没有遗憾和牵挂。她排在第一位的责任是作为母亲的责任。她说子女是自己带到这个世界的，如果没有把他们培养好，不能自食其力，就没有尽到责任，有过失。我和我哥都有自己的职业，吃得起饭，她不为我们担心，而且，我们各自的孩子都大了，都受过良好的教育，都能自食其力。

她对自己作为媳妇和女儿的表现感到满意。我从来没有听到她说过我爷爷奶奶一个"不"字，经常称赏我奶奶的温和和爷爷的勤劳，以及二老的节俭、宽仁。她和二老关系一直很好，20 世纪 50 年代末 60 年代初，正值困难时期，两位老人去世了，我父亲和三爸都不在家，在饭都吃不饱的情况下，她费尽心思，到处求告，为老人拼凑了像模像样的棺材，体体面面地埋葬了他们。在我外公外婆跟前，她一直是孝敬的女儿，从小到大，在外婆去世之前，她对家庭的贡献和对外婆的照顾都很大。

我妈不忘告诉我们兄妹和亲友，她觉得我们兄妹对她照顾得很好，她感到满意。她明确说自己可以放心地死了，没有什么担心和牵挂。

我妈的这个做法很明智，也很有爱。很多子女不确定父母对自己的人生和给予父母的照顾是否满意，在父母去世之后常常感到怀疑、遗憾，总觉得自己做得不够好，影响心理状态，加剧丧亲抑郁。我和我哥没有这个问题。

8

我们知道身体的触摸对于临终者是很大的安慰，是爱的身体语言。我和哥哥每到病房，都会自然地摸我妈的头、脸、耳朵、肩、背、手，不说话的时候，我会坐在床边，握着她的手，抚摸她的手心。

在表达关心和爱的方面，眼神也有不可替代的效果。在不说话的时候，我也常常握着我妈的手，用温暖的眼神看着她，让她感到我的关心和爱。

我妈很善于通过行为表现她对子女的关心和爱，但她不太直接用爱这个字。过去我也很少直接用这个字表达对她的感情。不过，到了她生命的这个时候，我们都很自然地表达爱。我会和她说，我爱你啊。我妈会说，我更爱你。我会调皮地说，我更更爱你。然后她不再和我争，笑意盈盈地看着我，一脸幸福。

我和我哥也常常在她面前开玩笑、打趣，这种时候，我妈也是非常开心、幸福的。她从我们小时候就教育我们要互相关心、互相爱护，特别希望我们兄妹之间有良好的关系。的确，从小到大，我们兄妹从不拌嘴、争吵，没有因为彼此的矛盾让我妈烦恼。这也是我妈特别骄傲的一点。

任何时候见到我妈，我们都带着良好的情绪。我妈的房间里总是欢声笑语，从来没有阴郁、悲苦的气氛。

临终者希望自己没有给家人增加负担，不希望家人因为她感到压力、烦恼，他们容易把家人的情绪低落、不快视为对自己的嫌弃，这会增加他们的压力和心理负担。我妈从来没有这个担心。

西方的临终研究者谈到，临终者有5个情感任务。这5个情感任务是：谢谢你、对不起、请原谅、我原谅你了、我爱你。

这些任务，我妈都以自己的方式一样一样完成了。她还别出心裁，提出要我为她办最后一件事，在2018年腊月二十八这一天，代表她去她娘家，宴请外公外婆名下的所有子孙，表达对外公外婆的崇敬和感激，也是和娘家人做最后的告别。

我欣然从命。她的想法得到亲人们的热烈响应。那一天，我的姨妈姨父、舅舅舅妈们和他们各自的子女、孙子孙女、重孙子孙女一百多人聚在一起。表弟小平接通了珍珍的视频，让我妈看聚会的热闹场景，她和每一个人寒暄，每一个人都热情洋溢地叫着她，姐姐、大孃、大姑婆、姨婆……

在过去的交往中，我妈和几位侄儿侄女产生过误解，一段时间互有嫌隙，断绝了往来。这一次大家都参加了聚会，隔阂冰消，疏远的关系得到了修复。

不能不说，我妈真是虑事周到。她没有看过谈论善终的书籍、文章，但她的很多做法与研究者的理论完全吻合。

她为自己规划了一个堪称完美的退场，可以说没有留下任何未了之事，特别圆满。

第四部分

善　后

●认识不同的遗体、骨灰处理方式

●遗体、骨灰的处理方式是逝者的权利，请忠实执行他们的意愿

●除了传统的丧葬仪式，也可以考虑新的方式

●学会走出丧亲悲伤

十四　遗体、骨灰处理

亲人病重，哪怕处于濒死状态，我们也不会感到害怕。一旦一口气上不来，成为死人、尸体，很多人都会感到紧张、惧怕，不敢靠近，更不敢触碰。对尸体的恐惧是死亡禁忌和恐惧的延伸。对亡灵的恐惧也是。

婆母去世，我有心理准备，可站在她的尸体旁边，膝盖还是忍不住有些发软。我在怕什么呢？尸体不会对我进行攻击。我没有人身安全的问题。我的害怕是心理性的。认识到这一点，我的紧张和恐惧烟消云散。我端详着她的脸，伸手抚摸了她。

我和亚仁在房间里待了一会儿。10分钟？15分钟？时间停滞了。空气凝固了。

是谁提出"走吧"，亚仁还是我？在离开的那一刻，我在心里叹了一口气。亚仁这下没有妈妈了。他淡定如常。他真是一个天生的斯多葛。我拉着他的手，很心疼他。我想我要再多爱他一点。

我们离开房间后，护士进去帮婆母清洗身体、穿衣服。没有专门的寿衣，穿平常的衣服。婆母是生活在美国的英国人。在她生前，我没有听她或者亚仁姐弟说起过她死后穿什么衣服的问题。

我理解并尊重备办寿衣是一种仪式和习俗，有深厚的文化渊源，但我自己更主张务实、从简。

我们看着婆母的遗体被附近一家殡仪馆的人接走。5 天后，殡仪馆通知家属去瞻仰遗容。家属就我和亚仁。婆母的遗体安卧在一张单人床上。那是一个温馨的小房间，布置得就像家里的卧室，墙上挂着一幅油画，蓝天白云下，一群羊在草地上，给人非常恬静、放松的感觉。床头柜上放着典雅的台灯，灯光很温暖。殡仪馆的工作人员为她化了妆，她像生前一样优雅、安详，好像是在安睡，不，其实更像一尊雕像。站在遗体旁边，我仍然感觉到了一点点紧张，迅速克服了。本来想摸摸她、亲亲她，最终还是放弃了。

我对尸体那一点残存的恐惧，要等到两年半以后我母亲去世时才完全消失。

死亡的时间往往难以预测，再有经验的人也难以准确预测。即便陪伴了数以千计的人走向死亡，凯瑟琳·曼尼克斯医生也说人具体的死亡时间说不准。有的人会等到某个亲人在的时候才死，有的人则会在房间里没人的时候才死。有的人在夜间死，有的人在白天死。有的家人守了几天，可就在离开房间喝杯咖啡的时间，人就死了。我错过了婆母生死之交的最后一刻。母亲去世时，我仍然不在现场。

2019 年 4 月 19 日下午快 6 点了，母亲呼吸仍然均匀、有力。她已经昏迷三四天了，随时都可能停止呼吸，但也不知道具体是什么时候……要不要留下来守夜呢？

哥哥劝我陪父亲回家吃饭、休息，由他和一位侄子及两位表弟陪着母亲。我采纳了哥哥的建议。晚饭后，和父亲像平常一样去院子里跑步，到家后收到哥哥的短信：妈于当晚9点47分去世了。

15分钟后，我和父亲回到了母亲的身边。她的样子很安详。是她希望的口闭眼闭。她的身体还柔软。

面对母亲的遗体，我没有丝毫的害怕。我亲自给她洗脸、擦洗身体，像平常一样和她说话。据说人死之后，最后一个消失的感官是听觉。

我告诉她我给她洗脸了。我告诉她我要给她脱衣服、擦洗身体了。她生前时不时就拿我小时候不肯断奶的事打趣我。她想给我断奶，我不要，因为"奶好吃，是甜的"。我抚摸着她的乳房和她说："奶好吃，是甜的……谢谢你。"谢谢你在艰难困苦中养育了我。

擦洗完母亲的遗体后，我亲自给她穿寿衣，她最后一任陪护刘姐在旁边给我帮忙。

寿衣是早就准备好的。传统中国人对死后穿什么衣服、穿几件衣服，先穿什么后穿什么，乃至衣装鞋袜的颜色，是扣扣子还是用绳、线系，都是有讲究的。各地的习俗有所差异，在我妈的家乡，从贴身的衣服到棉衣裤、外套，要穿够一年四季的衣服，里里外外好多层。

我妈已经离开家乡多年，她已经放弃了很多的传统习俗。再者，她本身也是一个不囿于常规、习俗和传统的人，这在她身后的着装、遗骨处理方面都体现得很明显。

几十年以前她就为自己准备了死后要穿的衣服。那是她在乡下劳动的时候穿过的一件蓝色土布斜襟、布扣衣服，都已经洗得发白了。这件衣服是她乡下贫苦生活的纪念品。至于别的衣服，她没有特别的讲究："反正是要放进火化炉烧的，穿那么多，讲究那么多干啥？有衣服遮身就可以了。"

不用说，我完全赞成她的观点和态度，但还是为她准备了几样寿衣。我和她开玩笑说："你要去一个新的地方，要见你的老师和外公外婆，还有新同学、新朋友，还是要穿漂亮一点。"

在她去世前几个月，精神还好的时候，我征得她的同意，去文殊院殡葬用品一条街为她买了黑色软缎褂子（穿在她的旧衣服外面）、裤子、黑布鞋、白袜子和黑色丝绒帽子，带到病房给她过目。

这是我人生第一次抚摸尸体，也是第一次给逝者穿衣服。我没有一点畏惧感。有我——她辛苦养大的女儿亲自为她穿寿衣，我想她会感到欣慰和幸福。我自己内心有巨大的欢欣和自豪。

在《善终的艺术》中，凯蒂·巴特勒不仅鼓励家属亲自为逝去的亲人洗脸、擦洗身体，还推荐了一个叫做"沐浴和尊重"的仪式。

这个仪式是由加州圣塔芭芭拉乡村健康中心肿瘤科的护士黛布拉·罗杰斯、黛比·罗斯和贝丝·卡尔姆斯等人所创，凯蒂做了一些修改。具体做法如下：

给死者清洗完身体，穿好衣服后，亲朋好友用薰衣草油从头到脚涂抹遗体，给头发抹油时，大声说："我们向（简的）头发致敬，它曾在风中飘扬。"接着，轻轻在眉毛上抹一点油，同时说："我们向（简的）眉毛致敬，这是她思想的发源地。"说每句话时，都把死者的名字插入适当的地方。

> 我们向你的双眼致敬，它们曾经满怀爱意地看着我们，欣赏过大地的美丽。
> 我们向你的鼻孔致敬，它们是呼吸的通道。

我们向你的耳朵致敬，它们倾听过我们的声音。

我们向你的嘴唇致敬，它曾经传递真情实感。

我们向你的双肩致敬，它们承受负担和压力。

我们向你的心致敬，它曾经爱过我们。

我们向你的双臂致敬，它们曾经拥抱我们。

我们向你的双手致敬，它们曾经与我们的手相握，在这一生中做了这么多的事情。

我们向你的双腿致敬，它们带你进入新天地，接受新挑战。

我们向你的双脚致敬，它们走过你人生的道路。

感谢你在我们的一生中带给我们的礼物。

感谢我们共同创造的记忆。

很荣幸成了你生活的一部分。

贝丝认为："这种身体性的做法看来很有帮助……目睹人死之后，我们会感到震惊，头脑变得麻木、混乱。沐浴和抚摸亲人时，身体会明白思想所不能理解的东西。"

许多文化和宗教流行类似的传统。我们的文化没有类似的做法，可以借鉴。在亲人去世后，与其逃离他们的遗体，事后再来追忆、不舍，为他们洗脸、擦洗身体、穿衣服，乃至用精油涂抹他们的身体，表达感谢、爱，不失为一种更积极的告别方式，也有助于克服死亡恐惧，消减丧亲哀伤。

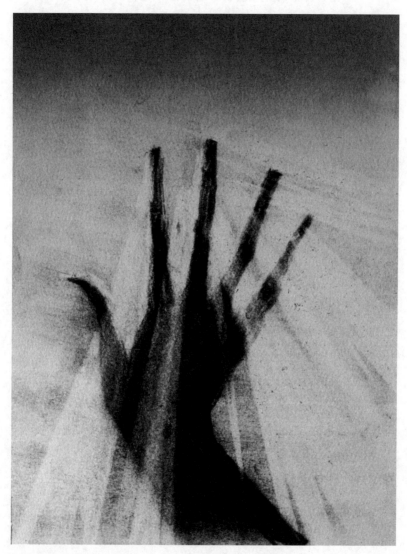

向死者致敬

2

一般动物死了，死在哪里就在哪里腐烂，或者被别的动物吃掉。人是为数不多会处理遗体的动物，不同文化都形成了自己的一套处理办法，都经过了从简到繁的过程，而进入现当代以后，遗体处理方式走向趋同，总的趋势是由繁到简。

中国人多地广，生态环境不同，风俗民情各异，处理遗体的方式多种多样。传统上，土葬是主要的方式。人死之后，尸体被放进棺材，埋进墓穴。

土葬耗费土地。为了保护耕地、节省土地资源，20 世纪 50 年代中期以后，火葬逐渐成了处理遗体的主要方式。城市居民几乎都是火化的。

火化也有显著的缺点，既耗费能源，又污染空气。

火化替代土葬，本意是节约土地，但是，很多家庭会建墓地或者买公墓安葬骨灰，仍然会占用土地。

乡下老家依然时兴土葬。外婆和舅舅舅母们都是土葬的，我的姨母姨夫和在世的舅舅舅母也都早早为自己修好了坟墓。父母同辈的城市亲友去世后，骨灰大多葬在公墓里。

在我们的文化中，为父母修坟筑墓差不多是儿女对父母的最后一个孝举。年复一年，我和哥哥每年都会认真问父母是否需要为他们买墓地，他们从来都是坚决拒绝，要求遗体火化，骨灰撒掉。我哥说："没有墓，我们清明到哪里扫墓呢？"我妈总说："我活着的时候，你们对我好就行了。我死了以后，你们如果想我了，对着天空喊我几声就可以了。"

母亲明确指示把她的骨灰撒到她家乡的河里。她不想在死后再占用土地。此外，她还有更深层的考虑。商业性的墓地本来就有使用年限，早晚有一天骨灰会被清理掉。既然如此，买墓有什么意义呢？

老家的亲人多次邀请她和父亲归葬，愿意无偿提供土地。她一概谢绝了。她不想占用亲人的土地，也不想在世上留任何痕迹。她想走得干干净净、彻彻底底。

父亲也要求不留墓。他不想给儿女添麻烦："有个墓在那里，年节的时候你们不扫墓呢，觉得过意不去；扫墓呢，大老远的，舟车劳顿，麻烦。"

两位老人也都想到，顶多也就是儿女、孙辈记得他们，之后的后人面都没见过，没有感情，何谈扫墓？他们的决定也基于他们的经验。父亲自己从不主动回乡为爷爷奶奶扫墓，每次去老家扫墓都是母亲发起。与其说他是去为他父母扫墓，不如说是为了陪伴母亲，满足母亲的心愿。

父母对于遗体、骨灰的处理如此超脱。他们超越了自己的文化和习俗，真是难能可贵。

西方人处理遗体的方式也以火化为主，但除此以外花样百出。近年来，随着节能、环保理念的兴起，西方开始流行以绿色、有机的方式处理遗体的做法。

传统土葬耗费土地，主要是因为棺材不易降解，或者说，人们就是不想让棺材降解，不希望尸体腐朽，想让坟墓留存时间长一些。如今欧美兴起的新型土葬则是反其道而行之，采取新技术、新材料，让棺材、尸体迅速降解。一家名为 Capsula Mundi 的殡葬机构提供生物降解的蛋壳型棺材。小的蛋壳型棺材装骨灰、骨头，大蛋壳型棺材可以容纳叠成胎儿姿势的遗体。棺材埋在树根处，降解后为树提供营养。另外一种形式的自然土葬则是把尸体放进生物降解的袋子里，然后埋在树下，同样可以达到迅速降解和肥土、支持树木成长的目的。

意大利人设计了身体豆荚。尸体被放置在一个可生物降解的豆荚状棺材里，埋在树下。豆荚腐烂后，相当于施肥给树周围的土壤，为生长中的树木提供食物。逝者可以选择几种树木之一，包括橄榄树、桦树、樱桃树、桉树和橡树。

自然土葬让尸体归于尘土，进入生物循环链条，不耗费土地，也不耗费能源和污染空气。

美国人类环境学者李在林发明的"无限埋葬袍"也是类似的处理遗体的方式。这是一件连体衣服，柔软，有居家感，带有兜帽、面罩、手套和脚套。穿上这件衣服后，尸体上会长出蘑菇，加快降解速度。蘑菇分解并中和人体的毒素，让身体向土壤释放更多的养分和能量。

土葬方式在更新，火葬方式也在创新。美国有一家机构提供生物火葬。他们把尸体放进一个密闭的罐子里，里面加上水、氢氧化钾，加热到 177 摄氏度，几个小时后，尸体就融化了。这种方式比常规的火化清洁得多，耗费的能源也少很多，还不会释放污染大气的汞蒸气。

有以加热、高温方式分解尸体的，也有相反的做法。瑞典公司普罗米飒发明了超低温溶解尸体的技术。尸体在零下 195 摄氏度的条件下变成晶体，继而对晶体化的尸体进行振动，尸体遂分解成微小的结晶粒子。收拢、晾干结晶粒子，最后去除水分和汞之类的金属。据称，一具 70 公斤的尸体最终大约留下 20 公斤的晶体。晶体被装进可降解的容器里进行浅埋，6 到 18 个月后，就可以变成土壤。

这些新兴的遗体处理方法在西方还没有大面积推广，常规的火化仍然是处理遗体的主要方式。

在西方，建墓埋骨灰的情况在减少。很多人把骨灰埋在树下、撒进水（河、海）里，还有的人干脆把亲人的骨灰放在家里，搁在壁炉上、书架上，获得一种与逝去的亲人同在的感觉。

还有一些更有趣的做法。有的人把亲人的骨灰做成钻石戴在手上，有人把骨灰放进做黑胶唱片的材料里，灌上逝者生前喜欢的歌曲，还有的人把亲人的骨灰混合进墨汁，用来文身，相当于和亲人融为一体。

最不平凡的处理尸体的方式，是遗体和器官捐献。

可以把遗体捐给医学院做标本，成为"大体老师"。

我在杭州的友人蒋老师的父母和妻子都选择了做大体老师，死后继续奉献、造福社会。他深深地为他们骄傲。

另一位友人承倩的父亲去世后，遗体也捐献出来做了大体老师，可惜，父亲的无私举动给她带来的不是钦佩、感谢，而是指责。她按照父亲的遗嘱捐献了他的遗体，有些亲人因此指责她不孝，令她感到困扰。

也可以只捐赠某些器官、组织。在我看来，这相当于把自己不用的物品捐给有需要的人，是最高形式的物尽其用，既让别人受益，也意味着自己的一部分器官、组织在另一个身体上继续活着。想想都觉得美好。我已经签署了器官、组织捐献文件。

3

婆母的遗体火化后，殡仪馆过了几天才通知我们取骨灰。她的骨灰装在一个牛皮纸盒里。殡仪馆有各种材料的骨灰盒可以选择，亚仁选择了牛皮纸质的骨灰盒，体积小、轻，方便储存、携带，而且，可以回收，不增加环境负担。

婆母的骨灰最终要带回英国和公公的骨灰葬在一起。公公是牛津大学基督教堂学院的退休教授，他去世以后，骨灰葬在基督教堂学院的院子里。

取骨灰之前，亚仁和我商量取回来以后放在哪里，客厅、书房还是客房？国人在亲人的遗体火化之后，如果没有选好墓地，或者没有想好如何处理，惯常的做法是把骨灰寄存在殡仪馆里。我以为婆母的骨灰也会寄放在殡仪馆，等我们去英国的时候再去取。亚仁问起骨灰取回来放哪里时，我没有思想准备，很是诧异——我知道，这是文化差异所致。

如果把骨灰放在家里，我担心我夜间或者一个人在家的时候会感到害怕。亚仁表示理解。他决定把妈妈的骨灰放到他在学校的办公室里。这下我过意不去了。我意识到我的害怕其实没有任何道理。我可以借此机会克服我心中对鬼魂的惧怕情绪，这样我会获得精神、心理的成长。想想，即便有鬼魂，婆母的鬼魂也一定是友善的，会护佑我，而不是伤害我。

且不说她生前我们关系很好，即便有嫌隙，我也不认为亲人的鬼魂会危害子女，做出不利于子女的事情。

一番思考以后，我心里释然了。我对亚仁说，如果妈妈知道我拒绝让她的骨灰放在我们家，我感觉这就像她生前我不让她进门一样，她该多伤心啊！我已经克服了内心的恐惧，就把妈妈的骨灰放在我们家，就放在客厅或者书房吧。亚仁觉得不能让我有任何不安。无论我怎样解释说我不害怕，他也不肯把妈妈的骨灰放在家里。我觉得很对不起婆母，亚仁却说妈妈会理解的。

最终，他把婆母的骨灰放在了他的办公室。以后我每次去他办公室都会看看婆母的骨灰盒。她音容宛在，我没有任何的害怕。

2017年年底，亚仁带着婆母的骨灰从洛杉矶飞英国，我从成都飞到伦敦和他会合。我们住在酒店里。葬礼之前，婆母的骨灰就放在我们的房间，和我们一起度过了几个夜晚。我对她的歉疚得以完全平复。

安葬婆母骨灰的那一天，天气有些阴冷。在英国的弟弟一家和公公及婆母在英国的近亲参加了葬礼。我和亚仁又做了一次追思发言。

葬礼之后，我们带着婆母的骨灰来到基督教堂学院的后院。工人已经挖好了坑——那是一个浅浅的、脸盆口大小的坑，亚仁把骨灰倒进坑里，亚仁、我、我的女儿、弟弟和弟弟的四个儿子各自铲了一些土，把骨灰盖上。

那个装骨灰的牛皮纸盒，工人收走了。估计放进了可回收垃圾桶。

4

我为母亲的遗体穿好衣服后，殡仪馆的人接走了她。三天后的上午，举行了追思仪式。在仪式上，我为母亲致悼词（见本书附录四）。我妈生前就希望我写她的故事，我相信由我致辞，她会非常开心。

葬礼后，我和家人、亲友一起来到火化大厅，目送她的遗体进入火化炉。我们在现场等着遗体火化。大约半个小时后，她的骨灰出来了。工人把她的骨灰装进哥哥买的木匣子里。

妈妈的后事是哥哥在操持。取到骨灰后，他安排寄放在殡仪馆里。我有些纳闷。接下来我们要宴请参加追思仪式的亲友午餐，是不是怕带着不方便？我以为他准备等送走客人后，再来领取，当天下午或者次日就可以按照母亲生前指示，去她的家乡，把骨灰撒到河里。这样，妈妈在人间的事项就全部了结了。

没想到出现了意外的情况。有人指点我们家人，如果老人家的骨灰撒到水里，会影响后人的婚恋、生育，得土葬才行。

骨灰处理方式怎么会影响后代的婚恋、生育？二者之间有什么必然联系？

我理解这是一个信念问题。信念不可追问。我知道这样的担心和恐惧是真实的——这不是客观真实，是主观、心理真实。

我们家没有问卦的传统。母亲生前不相信这一套。我自己更是没有这样的意识。骨灰撒到家乡的河里是母亲生前的嘱托，家人和亲友都知道，怎么可以改？如果连母亲的遗愿都可以违背，我们怎么配得上母亲的信任？

我并没有把这些想法说出口，只是为难地说，把骨灰撒到家乡的河里是妈妈的遗嘱，大家都知道……

还是哥哥比较机智，提出：要不暂不决定，想想再说？

好主意。事缓则圆。

最终，过了4个月后，等我再次从美国回到成都，家人消除了疑虑，一致同意按照母亲的遗愿处理她的骨灰，约定8月15日清晨7点执行。

8月14日下午，我去殡仪馆取回了母亲的骨灰，和父亲、亚仁一起驱车前往家乡。

母亲生前，我曾无数次陪她回老家。现在，她的骨灰由我亲自护送，感觉她仍然和我们在一起。唯一的差异是，以往一路上都是她讲故事，我听，这一次，她不说话了。父亲、亚仁和我像平常一样聊着天。我想她听着也是欢喜的。

那天晚上，妈妈的骨灰放在我和亚仁的房间，我们陪着她度过了最后一个夜晚。

次日清晨，在梁焰先生和好友静媛及表弟小平陪伴下，我抱着骨灰盒，和父亲、亚仁、哥哥夫妻一起，把母亲的骨灰撒到了她家乡的河里。

事后，我在微信朋友圈发了这样一段感言：

> 清晨的河面薄雾缭绕，月明星稀的夜晚之后，太阳正欲升起。遵照母亲遗嘱，我们把她的骨灰，连着黄色白色的菊花花瓣，撒进河里。
>
> 水深江阔，水流奔涌，青山依依。在人世最后一个环节上，母亲彰显了最后的明智。
>
> 人终有一死，从无到有，又从有到无，有意义的是中间的过程。
>
> 我妈活出了自我，尽可能地发挥了自己的主动性、能动性。她独立、自主，自强、自尊，即便自顾不暇，力量微小，却从来尽可能兼善、兼济。她的美好品质感召我、激励我，

我自当继承遗志，努力活出她教养我、希望我成为的样子！

感谢亲朋好友对她的友善、帮助；感谢小平弟弟一家及梁焰先生、静媛学妹陪伴！也借此敬告关心母亲后事的亲友：我妈的生前身后事自此圆满了结。

祝诸君健康、快乐，过好每一天！

《给未来尸体们的建议》一书的作者莎莉·蒂斯代尔提醒说，要在活着的时候让将来为我们处理遗体（骨灰）的人知道我们的意愿。我妈是这样做的，交代得清楚、明确。虽然有过波折，我们家人最终还是遵照她的愿望处理了她的骨灰。

很多人在活着的时候没有交代如何处理遗体、骨灰，于是，家人只好按照习俗或者自己的想法处理。有些亲友的父母去世了，因为不知道他们的意愿，子女不知道如何处理他们的骨灰，于是长年把骨灰寄存在殡仪馆里。

也有的亲属会违背逝者的遗嘱，按照自己的意愿处理亲人的骨灰。有一次我做分享的时候，在问答环节，有位女士告诉大家，她修改了父亲关于骨灰处理的遗愿。她是父母的独生女儿。她父亲去世前交代死后不留墓，骨灰撒掉，可她觉得必须给父亲修个墓自己才能安心。她在一个据称风水很好的地方为父亲修了一座漂亮的墓。然而，她的内心并不安宁，因为违背了父亲的意愿，担心父亲在天之灵不喜欢。

遗体、骨灰的处理方式是逝者的主权。忠实执行逝者对遗体、骨灰处理的嘱托是对已故亲人最后的责任和义务。除非有可以理解、无法克服的现实困难和客观原因，否则应该按遗嘱处理，哪怕不理解、不喜欢、不赞同。以自己的信念、偏好为由，修改逝者要求，等于推翻逝者的主权，把自己的主观需求凌驾于逝者的意愿之上，是对逝者的背叛和不尊重。这种做法对后人也是一个很坏的示范。如果自己可以违背父母的遗嘱，凭什么可以指望和相信子女未来会忠实执行自己的遗愿？如果不确信子女会忠实执行自己的遗愿，临死时如何可以放心、安心？

妈妈火化的那天，还发生了另外两件小事，让我感慨死亡忌讳和鬼魂恐惧如何根深蒂固，并制约着人们的行为。

拿到母亲的骨灰后，哥哥抱着骨灰盒走在前面，我跟在他后面。火化大厅人潮如涌，我想回头看看大家都跟上来没有，有亲友出言制止："不要回头。不要往后看！"

为什么？

据说那样的话，逝者的鬼魂会跟过来。我没有这样的信念，也没有这样的担心。当然，我也只是听着，没有质疑和反对。我理解这种恐惧的由来。他们的恐惧是真实的——仍然是主观、心理真实。

另一件事涉及对妈妈遗照的处理。遗照之前挂在灵堂里。遗体火化、寄存骨灰后，通行的做法是把照片扔掉，正如把逝者的衣物什么的都扔掉——原因，当然是怕逝者的鬼魂会跟着照片，笼罩保存照片的人，而这会带来晦气、伤害。

我没有这样的观念，也没有这样的惧怕。

照片是我的摄影家友人在妈妈病重期间为她拍的，是我找人放大、装框的，我想保存。再者，我觉得把母亲的照片丢进垃圾桶是对她的不恭敬。

当然，最重要的是，我丝毫不担心我妈的鬼魂会害我。我不准备和她的灵魂（如果有的话）画清界线。

我把妈妈的遗照带回家里，连上面的黑纱都保留着，挂在客厅正中的位置。我在她的照片下面摆着鲜花——她生前是爱花的人。照片上的她微笑着，很美。每天早早晚晚、进门出门看看她的照片，感觉她也在看着我、与我同在。

大约一年以后，我把她的照片移到了书房。书房采光很好，外面是一个小花园，花草繁盛。我在的时候，她看着我读书、工作——这是她生前最喜欢的事情之一；我不在的时候，她就帮我守着我的书。

生前她没有搬到我家，死后她终于住到我家了。

我也保留了她在乡下时穿过的斜襟布衫、用过的大花被面，正如我保留了婆母的一些丝巾、首饰。

6

每一种文化都有自己的丧葬礼俗。不同的丧葬礼俗体现了生死观的差异，人们在葬礼上的表现也大相径庭。

国人的葬礼是对逝者的悲悼，气氛往往沉重、悲伤。

我们传统的葬礼一般要持续几天几夜，在现在的很多地方，也还在保持这样的方式。灵堂或者设在家里，或者设在殡仪馆。对于亲友来说，耗费的时间、精力不少。家属更是辛苦，既要招呼、应酬前来吊唁的亲友，夜间还要守灵，葬礼结束后往往筋疲力尽，如同大病一场。

母亲去世后，我没有参与守灵。在我看来，这对她没有实际意义。我白天去设在殡仪馆的灵堂接待亲友，晚上仍然回家睡觉。

我也没有在灵前叩头、上香、哭泣。我在葬礼上的致辞最后说，"让我们一起满怀喜悦地欢送我妈"，这是违背以悲悼为主旨的习俗的。大多数家庭可能很难接受这样的说法。我父亲读了我的发言稿，表示赞同。我哥哥也没有异议。其他亲友大多习惯了我的风格。也许不是所有人都赞同我的观念和做法，有好奇、惊讶、非议都是正常的。我希望多少可以促进思考。

我妈的葬礼很安静，没人高声哭泣，气氛很好。

唯一的遗憾是，本来我爸想参加葬礼的。我觉得这是再合情合理不过的要求。但家人担心他到时候情绪崩溃、晕厥，阻止了他。我知道，不让老人参加伴侣，以及兄弟姐妹、子女的葬礼是常见的做法。我可以理解，但并不赞同。我想，如果我老了，我的孩子以担心我情绪失控为由限制我的行动自由，我会很难过的。爸爸也一样。事后他哭着和我说：我对不起你妈，都没有送她最后一程……

我衷心希望儿女更多地尊重老人的主权和自由，尽量满足老人的心愿。如果确实担心，可以做好必要的防范措施。不要因为可能根本就不会发生的假设的崩溃，基于对老人理性和承受能力的主观推断，剥夺他们的行动自由。

和中式葬礼不同，西式葬礼的整个调性与中式葬礼大异其趣。婆母去世后，她的一位朋友发来这样一首诗，题目是"战斗结束了"，反映了西方文化对待死亡的态度乐观、积极：

　　战斗结束了，完成了

生命的胜利已然赢取

得胜的歌声开始唱响

死亡之力已失其锐气

让我们爆发喜悦的呼声吧

天亮了，死亡已遭厮杀

战斗结束了，战斗结束了

在最黑暗的痛苦深渊

我们永葆生的希望

在西式葬礼上，无论家属还是来宾，情绪比较平静、庄重。

守灵在西方人中越来越不流行了，这么多年，我在美国参加过多次葬礼，从来没有见过谁家搭建灵堂。葬礼在教堂或者类似的场所举行，持续时间一个半小时到两个小时。时间不长，但富有意义。主要内容是追思死者留下的情感、精神财富，生者可以获得思考和启迪。

婆母的追思会上有两位家人和两位朋友发言。大家都做了认真的准备，写了书面发言稿。首先发言的夫君全面总结了婆母的一生；她的一位同事追忆他们夫妇与婆母和公公之间的友谊、在大学共事的经历以及婆母作为学者的特点、成就；她在养老院的邻居回忆他们夫妇与婆母之间交往、交谈的趣事；我的发言（见本书附录三）回忆了她留给我的美好记忆。每个人的发言都充满了细节，基本上不带悲戚的成分。

西方人的葬礼一般以逝者为中心，来宾除了家人、亲人，多是熟悉死者，与死者有交往、有感情联系的人，参加完他们的葬礼以后，会对逝者的生平、成就、个性以及与家人、朋友、同事的交往有比较完整、立体的了解。

相对来说，国人的葬礼事务性程序占据了家属的大部分精力，相当部分来宾是家属的朋友，不一定了解死者，参加完葬礼以后，无论家属还是来宾，很少对死者有更多的认识。

中西葬礼的人情交往内容方面有很大的差异。

国人参加葬礼，以送花圈、送礼金、送礼物传情达意；西方人没有类似的人情往来。婆母的追思会上，她的朋友把他们和婆母在一起的照片、婆母送给他们的书籍送给我们。很多家属鼓励来宾向死者生前支持的慈善机构做捐献。不必通过家属，根据家属提供的慈善机构名称和链接，直接捐献就可以了。

"文化无高下"，葬礼属于文化、风俗的范畴，不同的丧葬礼俗，是不同文化的设定，并无高下之分。另一方面，人并非文化和礼俗的被动接受者。当代社会的优越性之一是个人选择自由的丰富和扩展。个人和家庭可以根据自己的喜好选择喜欢的葬礼。

老话说，没有人参加过自己的葬礼。葬礼其实与逝者本人无关。无论亲人如何悲伤，无论人们如何评价，逝者一概不知道了。逝者本来应该是葬礼的中心，然而，葬礼的主角从来都是缺席的。但生前葬礼不在此范围之内。

顾名思义，生前葬礼指为活人举办的葬礼。近年来，在英国、美国、法国、日本、澳大利亚，乃至偏向传统丧葬为主的我国，都有人选择举办生前葬礼。生前葬礼完全依照丧主自己的意思办理，场景、氛围、音乐、邀请的来宾，都由丧主自己定，亲眼看到亲友的表现，亲耳听见亲友的赞美和对过往交往、关系的评价。

我的关注点是生前和活着的人。理论上讲，我主张葬礼从简，不要过多耗费资源和干扰家属、亲友的生活。我自己死后不需要葬礼，但我愿意举行一个生前葬礼，和我爱的人、爱我的人话别。

当然，也许我会突然死亡，根本来不及举行生前葬礼。那么，我把每一天都视为生命的最后一天，确保每一天都没有伤害人，没有留下因为突然死亡来不及弥补的遗憾。

十五　丧亲悲伤与新关系建立

在人的一生中，丧亲是一个特殊的重大事件。丧亲是一个泛称，"亲"涵盖了父母（包括祖父母）、伴侣（包括恋人）、子女、兄弟姐妹，对于有些人来说，也包括挚友。

丧亲引发的痛苦反应称为丧亲哀痛、丧亲悲伤。这种情绪的强度和持续时间因人而异。有的人沉溺于悲伤之中，长时间走不出来，常常以泪洗面、失眠，影响工作、学习、社交和生活。

一般认为丧亲者感到痛苦很自然，我们的传统文化倾向于赞美丧亲悲痛，认为是对逝者的深情和眷念，越悲痛、持续时间越长，越表明感情真挚、爱得深沉。

相反，如果处之泰然，很快恢复正常的情绪和生活，则会受到质疑和非议，认为对逝者缺少感情，或者之前的感情虚假不实。丧偶者尤其容易遭到这种指责。传统文化以"未亡人"称呼伴侣去世的人，如果他们很快恢复正常生活，并建立新的情感关系，就会成为舆论的众矢之的，被认为背叛了与逝者的感情，要承受道德压力。

对于当事人来说，强烈而持久的哀伤破坏身心健康，导致不能很好地生活，甚至引发自杀意念或者自杀行为，已经成为心理学、精神病学和心理咨询关注的一个主题。

自 20 世纪 90 年代以来，许多研究者认为强烈的悲伤应该被归类为精神、心理障碍并予以治疗。2022 年 3 月，美国精神病学会在其有"精神病学圣经"之称的诊断手册——最新版《精神疾病诊断与统计手册》（DSM-5）中，把长期悲伤障碍作为一种新的疾病，纳入诊断和治疗。如果强烈的丧亲悲伤持续一年，就符合这个诊断标准。

丧亲悲伤过去被视为抑郁症，但抗抑郁药物常常没有效果。现在，精神病学专家认为它更接近创伤后应激障碍（PTSD）。不过，丧亲者的确情绪很低落，有抑郁症的表现。

即便持续时间不到一年，只是几天、几周、几个月，强烈的悲伤也是很折磨人的，应当积极处理，包括寻求专项咨询。

我个人不欣赏调动、刺激丧亲悲伤的诗文词曲，这些东西往往审美有余，但不利于当事人恢复情绪的平静和稳定。作为一种折磨人的情绪，一般的丧亲悲伤属于进化精神病学者兰多夫·M.内塞所说的"自然而无益的情绪"，长期悲伤则属于过度反应，既不自然，也无益处。

我同情悲伤之中的人，致力于帮助他们克服悲伤。对我自己来说，在丧亲的情况下保持情绪稳定、内心安宁则是一个长期思考和努力想要实现的目标。

丧亲悲伤是对亲人死亡事件的负面情绪反应。死亡事件是客观事实，情绪反应则是主观的——事实是，每个人的反应不尽相同，差异产生于不同的当事人对亲人死亡事件的认识不同，因此，调整或者纠正悲伤情绪的关键，在于改变对死亡事件的理解。比方说，孔子对学生死亡事件的反应和庄子对妻子死亡事件的反应截然相反，根本原因在于他们对死亡的认识不一样。妻子去世之后，庄子一开始也是难过的，但是经过一番思考——相当于对自己做了一番心理咨询、自我交谈，他改变了对生、死的认识，情绪和表现翻转，从悲泣变成了鼓盆而歌，实现了自我疗愈。

悲伤情绪看似排山倒海，足以令当事人痛不欲生、精神瘫痪，其实是可以处理的，处理得当，也可以很快消散。

导致丧亲悲伤的原因既有个体差异，也有共性。解决悲伤情绪需要明确具体原因。

共同性原因中，除了不能接受死亡之外，后悔差不多是最常见的一个：后悔没有花更多的时间陪伴逝者；后悔做了令逝者伤心的事；后悔说了伤害逝者感情的话；后悔不该做某件事；后悔没有采取不一样的行动……思考过程中，"如果怎么样，就不会死""如果不怎么样，就不会死"是常见的句式。

悲伤当中常常包含愤怒：对疾病、事故、错误感到愤怒；对糟糕的决定感到愤怒；对逝者"竟敢"一死了之感到的愤怒；对所有有关的人感到愤怒，愤怒于他们没有阻止死亡。

还有各种责备。一是自责，对自己进行鞭挞、吊打。一是责备逝者：他为什么不戒烟？他为什么那么拼？他为什么那么省？他为什么开车那么快？他为什么非要怎样怎样……

无论如何，强烈的悲伤意味着当事人不肯接受死亡的事实，希望时光倒流，希望既成事实变成另外一个样子。哀伤辅导师约翰·H.詹姆斯和罗素·弗里德曼指出：从哀伤中恢复过来意味着放下"不同或者更好的昨天"这个幻想。

放下过去、接受事实对于走出悲伤很重要，还需要把注意力和关注点放在当下，看看可以采取哪些行动，弥补遗憾、愧疚，看向未来，让情绪转向积极、正面。

佳月大学毕业后到美国留学、工作，与父母聚少离多。她的母亲早些年已经去世了，父亲晚年身体不太好，半年前住进了医院，老人去世之前不到一周，她又一次回去探视，当时父亲已经不能说话。她知道这是父女今生最后一次见面。她想留下来陪父亲到最后，可因为请不到假，只好哭着离开了父亲。回到美国三天后，父亲的死讯传来，她顿时被铺天盖地的悲伤情绪给淹没了。

我陪她梳理了她的情绪。

她非常愧疚、自责，觉得自己没有尽到孝心，对不起父亲的养育之恩。

其实，虽然她不在身边，她的姐姐和弟弟给了父亲很好的照顾，而她每年至少回国探亲一次。在老人家住院的半年里，她也不止一次探望，每次都是利用周末三天的时间，往返非常辛苦。平时她每天和父亲视频，随时和陪护及姐姐、弟弟沟通情况。她对父亲是很尽心的。

她同意父亲完全能感受到她的孝心。假如时光可以倒流，或者说，如果父亲继续活着，她可能陪他更多吗？可以做得更好吗？

她想了想，觉得不会。

丧亲之后的自责、愧疚既没有意义，常常也没有充分的理由，其实是一种常见的思维定式。

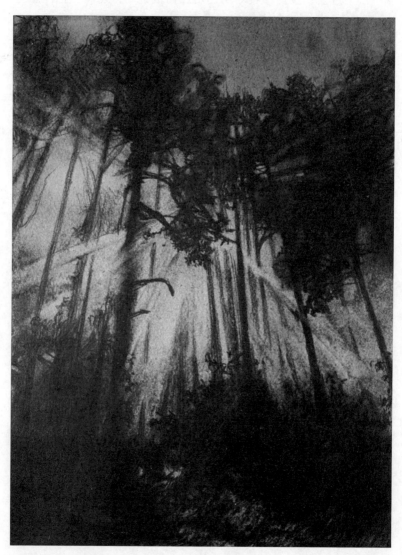

放下过去，接受现实，对于走出悲伤很重要

　　她的父亲享年 88 岁，比平均寿命高出一大截，一生事业成功，有幸福的婚姻和三个他引以为傲的子女，老年及临终期间都得到很好的照顾，死前没有经历激烈的救治，死得很平静。这样的人生堪称完美，似乎没有什么好遗憾的呀。

　　她觉得是。

　　交谈过程中，情绪的迷雾渐渐消散，她的脸色也从铁青、紧绷变得有了血色、舒展下来。

　　她还有一个急迫的问题需要解决。老人家的葬礼在三天之后举行，要不要回去奔丧呢？

　　如果去，她只有三天时间往返，周五晚上出发，周日晚上必须回来赶周一上班。时间非常紧，主要都在路途上。她这半年已经请过几次假，老板已经不高兴了，她的职位岌岌可危。可是如果不去参加父亲的葬礼，送父亲最后一程，她也觉得不安。

　　左右为难，十分纠结。

　　丧事有姐姐和弟弟操持，没有什么具体事务需要她承担。他们理解她的处境，认为她可去可不去。丈夫和儿子担心她往返太累，不支持她去。想到长途奔波，她也有些畏惧，感到身体有些吃不消。往返一次就像大病一场一样，几天都恢复不过来。

　　可是，如果不回去参加父亲的葬礼，亲友会怎么说？

　　我提供了一个思考方式："这是你和你父亲之间的关系，与他人无关。"我提议她和我交谈结束后，找个安静的地方冥想一下，让心神沉静下来，在心里把这件事和父亲商量一下，听听他怎么说。

　　回去是一种表达哀思的形式，不回去同样可以表达哀思。她可以给父亲写一封信，或者写一篇纪念文章，请人在葬礼上宣读，这可能比她跑一趟更有意义。佳月觉得这是个好主意。

结果，佳月听到的是父亲让她不要回去。父亲生前从来就很理解她、心疼她，经常告诉她忙就不用回去看他，让她好好工作、照顾好自己和家庭。

她用周末的时间写了一篇纪念文章，由姐姐在葬礼上朗读，得到亲友众口一辞的好评。

母亲去世后，佳月花了近三年才走出悲伤。多年后说起那段暗无天日的日子，她仍然感到不堪回首。她本来以为父亲去世后她也会悲痛很久，甚至更久，结果，这一次她并没有陷入那种剧烈而漫长的悲伤，可以说是轻松、平稳地度过了丧父事件。

3

小芝的母亲死于癌症，还不到 60 岁，没到老年，距离平均寿命还有 20 年之久。小芝自己也才 30 出头，本来她以为母亲还可以陪伴她很多年。她的悲伤包含了愤怒、不平和委屈。为什么周围的朋友都有妈妈，就自己没有？为什么妈妈这么年轻就得癌症？为什么爷爷奶奶 90 岁了还活得好好的，妈妈却先死了……

有时候，我们坠入痛苦的深渊在于问了错误的问题。错误的问题没有答案，或者说，没有正确、合理的答案，把人引入思维和情绪的死胡同。

我问小芝，你这些问题是问谁呢？

这些都是天问。可老天并不会给你答案。老天也不接受责问和抱怨，所有的愤怒最终都指向和伤害自己。生命是每个人白得的礼物，老天想什么时候收回就什么时候收回。

我建议，这样的问题，可以不问。

再者，小芝没有意识到，周围朋友的妈妈都健在、长寿，也许是真的，但这顶多是个局部事实。稍微放宽一下视野，就会发现不是所有同龄人都有妈妈。有很多人的妈妈可以活到平均年龄，甚至像她爷爷奶奶一样活到90岁，但这并不是一个必然规律。活不到平均年龄的大有人在。在任何一个年龄死去的人都有，孩子在任何年龄失去妈妈都是可能的。相对于那些还没成年就失去父母的人，小芝已经算是幸运的了。

小芝认可这一点。

在妈妈生病以后，直到死亡，小芝对她有很好的陪伴和照顾。妈妈虽然死得过早，但死得并不痛苦。身体的疼痛得到很好的管控，小芝和父亲对她的精神、情感支持也很充分。临终医疗护理完全遵照妈妈自己的意愿，小芝也没有隐瞒病情。母女俩对死亡进行了开诚布公的讨论。妈妈对女儿回顾了自己的人生，也做好了后事安排。母女俩都接受死亡，相互之间有很多爱的表达和相互的感谢。说起来，妈妈的死亡挺成功的。小芝同意。

小芝对妈妈有愤怒和不满。她觉得妈妈不像同学、朋友的妈妈那样以孩子为中心，以含饴弄孙为乐。她妈妈老想着追求自己想要的生活，得病之前一直忙着自己感兴趣的事情。

显然小芝没有如是地接纳妈妈。她多少希望妈妈以她和她的家庭为中心，这样的要求并不合理。妈妈有自己的人生。作为母亲，完成养育任务后，追求自己的梦想无可厚非。再说，这样也有利于女儿的独立、自主和成长——小芝是很能干的。相反，如果妈妈围着女儿及女儿的家庭转，放弃了自己的生活，她死之后，女儿是不是会遗憾和自责呢？

最后，小芝也由妈妈早逝担心起自己的健康。的确，因为母亲是癌症患者，小芝患癌的概率比一般人高，的确需要引起重视，但显然不必恐慌——不是还没有发生吗？

至于万一自己在孩子没有成年的时候就死去，担心也是无用的，不如把担心化为行动，包括多陪伴孩子，为他做好未来学习、生活所需的经济保障安排，更重要的是，有意识地培养孩子生活能力、学习能力、思考和解决问题的能力，以及积极乐观的心态和克服困难的意志力等。

这次交谈持续了两个小时。开始的时候愁云惨雾，泪雨纷飞，到结束的时候云开雾散，小芝的情绪恢复了积极、平稳。

小时候在乡下，我见过孝子，尤其是出嫁的女儿哭丧。按照习俗，听到父母去世的消息后，出嫁的女儿要马上回娘家奔丧，出门就开始哭，一路哭到灵前，到了灵前继续哭。下葬之前要一天数遍在灵前跪着哭，边哭边述说父母的恩情和艰辛，并自责如何对父母尽孝不够。下葬以后，更是要哭得呼天抢地，好像要冲到墓里的样子，直到被亲友、邻人架着离开墓地。

我觉得这些人像唱戏一样，心想：人都死了，说这些话有什么用，不如早点对父母好点。

我很早就知道"子欲养而亲不待"的道理。我在青少年时期就开始思考未来要如何避免这种愧悔。想来想去，我觉得唯一的办法，就是在父母生前尽可能对他们好，好好照顾他们的老年，好好为他们送终。我觉得这些做法对父母才有意义，死后的各种功夫，包括痛哭、自责、愧悔、隆重的葬礼、豪华的坟墓、昂贵的棺木和骨灰盒，以及祭扫、烧香、烧纸钱和各种祭品，对于父母都没有实质的意义。很多民间谚语表达了相同的看法，如"与其身后哭又叫，不如生前常尽孝""爹娘在日不孝顺，死后何必哭鬼神"。

我也很早就决定，有一天我父母去世时，我不要哭。我希望保持平静，并以此为努力的方向。

还在我高中的时候，学校有位英语老师患癌症去世了。她也是一位高龄妈妈，死的时候50岁出头。她的独生女儿和我年龄相仿，当时也是十五六岁。在她的葬礼上，她的女儿没有哭，引得亲友、邻人议论，觉得女儿不孝、冷漠，为她不值。

我妈和我说起这事，我问她，为什么一定要哭呢？我很同情那位姑娘，觉得那些非议她的人非常无聊。作为逝者的女儿，人家哭不哭，是不是痛苦，与其他人有什么相干？我当时就告诉我妈，有一天你死了，我也不会哭。当时我妈没有说什么。后来，随着我接触死亡、思考死亡增多，这个想法变得更加坚定了。

我妈是很会哭丧的。1998年我小舅舅肝癌手术后病危，在ICU抢救。我陪我妈去医院探望。她一进医院就开始大哭，哭得腰都直不起来，边哭边诉说小舅舅人生的不易和他们姐弟之间的深厚感情，引得旁人围观。因为情绪反应太激烈，小舅舅去世之后好几个月，她的情绪都缓不过来，给身体造成很大的伤害。

外婆去世后，我陪她去奔丧。那时候她已经78岁了。出发之前，因为有小舅舅去世的前车之鉴，我和她做了个约定：尽量保持情绪的平静，不要过度悲伤和哭泣。我说："婆婆活到差不多100岁才去世，五世同堂，连玄孙都有几个了，死得无病无痛，寿终正寝，老天对她够好了，你还有什么不满意的？还有什么好难过的呢？"

　　妈觉得我说的有理，一路和我讲外婆的不凡经历，没有哭，在外婆的葬礼上也很节制，没有呼天抢地和长篇泣诉。我松了一口气。

　　母亲是外婆的大女儿，我从小就听她念叨外婆一生的聪明才智、勤劳和艰辛。外公去世的时候，外婆还不到50岁，三个舅舅都还没有成年。外婆一直未嫁，把舅舅们拉扯大，还给他们娶了媳妇，然后又照顾孙辈，所以，我妈觉得外婆特别伟大。我知道她攒了好多话要在外婆的葬礼上诉说，很多年，我一直准备着外婆去世后如何帮助母亲度过情绪的暴风骤雨。结果还好，轻松度过。

　　我和母亲的感情太深了。如果不加准备，她的死对我的内心震动会很强烈。随着自身生死观的成熟，我把在她的死亡面前保持平静、稳定作为自我考核目标。在她卧病初期，她最早的一位陪护小张问我："彭姐，你觉得父母死了哭好，还是不哭好呢？"

　　我说："哭不哭、痛不痛苦、如何反应是个人选择，无可厚非，与外人无关。不过，如果一定要在哭和不哭之间进行一个好坏的比较，那么，我觉得不哭好。"

　　她好奇地问："为什么？"

　　我说："哭有什么用呢？如果父母在天有灵，看到子女悲伤、哭泣，他们一定很心疼、着急。这对他们不好啊！如果并没有什么在天之灵，子女哭，他们也听不见，对他们并没有好处，反而对子女自己有坏处。一件事情如果有害无益，为什么要去做呢？与其到时候痛苦、自责、后悔、抑郁，不如在父母活着的时候采取行动。生前尽孝比什么都好。"

　　我说这番话的时候，我妈坐在饭桌边，笑眯眯地看着我。她完全接受我的观点，没有异议，还把我的观点转述给其他亲友。

在我看来，死亡不是死者的损失，但多少可以说是生者的损失。逝去的亲人再也不能亲自陪伴和关爱我们了。我们可以把目光转移到自己身上，更好地关爱自己。

话说回来，失去亲人，难免悲伤、落泪，这也是人之常情。关键是不要太过悲伤，宜适可而止，以免伤害自己的身体和心理。

从我母亲病倒至她的追思会，我有过三次失眠和落泪。

一次是 2017 年 12 月 31 日那天，清楚母亲已进入临终，知道她这一生再也不可能恢复独立自主的生活。那天晚上我彻夜未眠，一度垂泪。

还有一次是在医院的病房。我觉得她离死不远，我很快就要失去她了。那天午后，我在她睡着以后，看着她的脸，一时感伤，潸然泪下。

再一次是在她的追思会上，我发言到中间的时候，突然哽咽了，但只持续了几秒。

总体而言，我妈去世后，我保持了情绪的平静、稳定，没有发生情绪的失控、崩溃。我对自己的反应感到满意。

5

母亲去世后，我写了一篇悼词（见本书附录四）。我概略地回顾了母亲的一生。她的前半生很不容易，经历了很多的艰难困苦，她都以"虎死不倒威"的气概直面、承担、克服了。中年的病痛，包括癌症，也没有击垮她。年轻的时候，有位算命先生判定她活不过 50 岁，结果，她活到了 90 岁。她活出了自我，有一个陪她

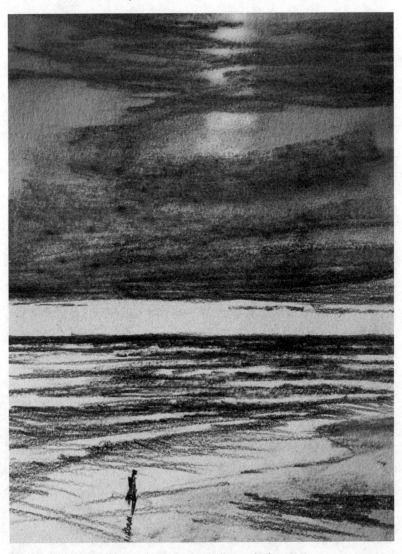

死亡不是死者的损失，但多少可以说是生者的损失

终老的丈夫，儿女双全，有一对优秀的孙子孙女。在她晚年、患病期间，儿女和家人给她很好的照顾，她的临终、死亡可以说相当成功，堪称善终。这就是我对她人生的解读。我觉得她的人生很精彩、很圆满，我想不出悲伤的理由。我为她感到欣慰。

母亲的追思会是在上午结束的。宴请、作别宾朋之后，友人青苔和她的女儿、我的干女儿霜凝陪我回到我的家里。

我们挂好母亲的照片，然后一起挑选她的照片，做了一个视频，把我在追思会上的发言编到一起，当天发布在我的公众号上。

后来，我还应《中国新闻周刊》编辑的邀约写了回忆她临终管理的文章"陪伴母亲临终的思与行"。

为逝者做他／她会喜欢的事情是克服丧亲悲伤、克服无助和抑郁情绪的良好方式，也是我鼓励丧亲者做的事情。

6

很多人之所以遭遇强烈的丧亲之痛，还在于，他们以为他们已经彻底地失去了逝者，彼此不再关联，往昔的情谊不再继续，过往的遗憾无法挽回。

正如婆母的牧师乔治所说，死亡并不意味着关系的结束，而是新关系的开始。婆母去世后，她的一位朋友来信安慰亚仁。她在信中引用了亨利·斯科特·奥朗德的诗《死亡不算什么》。这首诗以逝者的口吻说话，告诉活着的人另外一种对待逝者的方式。我用这首诗开解了很多朋友。全诗如下：

死亡不算什么

我只是悄然溜进隔壁房间
我还是我，你还是你
我们的关系
一如往昔

以旧日熟悉的名字称呼我
用过去常用的
轻松方式跟我说话
不要改变你的语调
别强装肃穆或者悲伤
像往昔我在的时候那样
为那些小玩笑哈哈大笑
玩乐吧，欢笑吧
一如既往

把我的名字作为家常词语
说起的时候不带情绪
不要有丝毫的阴影
生活的意义与往日无异
与昔时一模一样
生活是绝无间断的持续
为什么因为我不在眼前
就将我忘记
我在附近拐角处
等你，那只是一忽儿

一切皆好

我也用这种方式看待我和已经逝去的妈妈的关系。她的肉身死了，她的精神活在我和爱她的家人心中。她不仅把她的基因传递给了我们，她也把她的思想、精神和智慧传递给了我们。我们代表她活在世上，我们是她在世间的代表。

我妈死了，她的精神活在我们家人和与她有过情感交集的亲友心中。我和她的精神建立了一种新的关系，和她持续、不间断地对话。我和她的关系非常和谐、美好。我走到哪里，就把她带到哪里，因为她在我心中。

莎莉·蒂斯代尔说，母亲去世后，她同母亲的关系更好了："我们不再争辩——或者说，她不再和我争辩。"

哈哈。

母亲去世后，我同她的关系也更好了。现在，我对她只有理解、欣赏和无条件接纳。

我觉得她对我也一样。

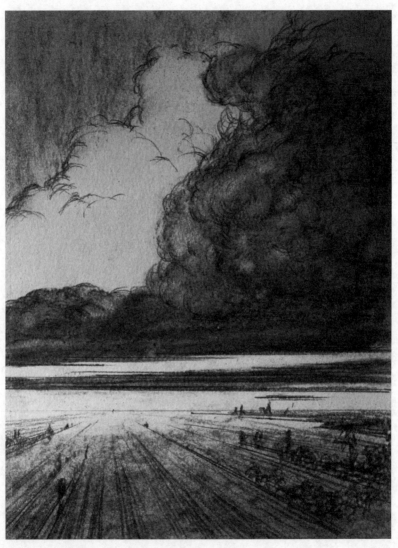

我还是我，你还是你，我们的关系一如往昔

附　录

附录一　生前预嘱（我的五个愿望）[*]

第一个愿望：我要或不要什么医疗服务

我知道我的生命宝贵，所以希望在任何时候都能保持尊严。

当我不能为自己的医疗问题做决定时，我希望以下这些愿望得到尊重和实行。（请勾选，可复选）

□　1.我不要疼痛。希望医生按照世界卫生组织的有关指引，给我足够的药物，解除或减轻我的疼痛。即使这会影响我的神志，让我处在朦胧或睡眠状态

□　2.我不要任何形式的痛苦，如呕吐、痉挛、抽搐、谵妄、恐惧或者有幻觉等等，希望医生和护士尽力帮助我保持舒适

□　3.我不要任何增加痛苦的治疗和检查（如放疗、化疗、手术探查等），即使医生和护士认为这可能对明确诊断和改善症状有好处

□　4.我希望在治疗和护理时个人隐私得到充分保护

□　5.我希望一直保持身体洁净、无气味

---

*　文本来自北京生前预嘱推广协会。

☐ 6. 我希望定期给我剪指甲、理发、剃须和刷牙

☐ 7. 我希望我的床保持干爽洁净，~~如果污染了，请尽可能~~ 快速更换

☐ 8. 我希望给我的食物和饮水总是干净、温暖的

☐ 9. 我希望在有人需要和法律允许的情况下捐赠我的有用 器官和组织

如以上内容不能表达您愿望的全部，请在以下空白处用文字 补充或进一步说明。如果没有，可空着不填。

_____

_____

第二个愿望：我希望使用或不使用生命支持治疗

我知道生命支持治疗有时是维持我存活的唯一手段。但当我 的存活毫无质量，生命支持治疗只能延长我的死亡过程时，我要 谨慎考虑是否使用。

注意！当我要求不使用生命支持治疗时，它只包括（请勾选，可复选）

☐ 1. 放弃心肺复苏术

☐ 2. 放弃使用呼吸机

☐ 3. 放弃使用喂食管

☐ 4. 放弃输血

☐ 5. 放弃使用昂贵抗生素

以下是在三种具体情况下，我对要或不要生命支持治疗（我 已经在上面规范了它的范围）的选择。

一、生命末期

如果我的医生和另一位医疗专家都判定我已经进入生命末期（生命末期是指因病或因伤造成的，按合理的医学判断不管使用何种医疗措施，死亡来临时间不会超过6个月的情况），而生命支持治疗的作用只是推迟我死亡的时间。（请勾选，不可复选）

☐ 1. 我要生命支持治疗

☐ 2. 我不要生命支持治疗，如果它已经开始，我要求停止它

☐ 3. 如果医生相信生命支持治疗能缓解我的痛苦，我要它。但要求我的医生在认为对我已经没有缓解痛苦作用时停止它

二、不可逆转的昏迷状态

如果我的医生和另一位医疗专家都判定我已经昏迷，且按合理的医学判断没有改善或恢复的可能，而生命支持治疗的作用只是推迟我死亡的时间。（请勾选，不可复选）

☐ 1. 我要生命支持治疗

☐ 2. 我不要生命支持治疗，如果它已经开始，我要求停止它

☐ 3. 如果医生相信生命支持治疗能缓解我的痛苦，我要它。但要求我的医生在认为对我已经没有缓解痛苦的作用时停止它

三、持续植物状态

如果我的医生和另一位医疗专家都判定我由于永久严重的脑损害而处于持续植物状态，且按合理的医学判断没有改善或恢复的可能，而生命支持治疗的作用只是推迟我的死亡时间。（请勾选，不可复选）

☐ 1. 我要生命支持治疗

☐　2.我不要生命支持治疗，如果它已经开始，我要求停止它

☐　3.如果医生相信生命支持治疗能缓解我的痛苦，我要它。
但要求我的医生在认为对我已经没有缓解痛苦的作用时停止它

如以上内容不能表达您愿望的全部，请在以下空白处用文字
补充或进一步说明。如果没有，可空着不填。

第三个愿望：我希望别人怎么对待我

我理解我的家人、医生、朋友和其他相关人士可能由于某些
原因不能完全实现我写在这里的愿望，但我希望他们至少知道这
些有关精神和情感的愿望对我来说也很重要。（请勾选，可复选）

☐　1.我希望当我在疾病或年老的情况下对周围的人表示恶
意、伤害或做出任何不雅行为的时候，得到他们原谅

☐　2.我希望尽可能有人陪伴，尽管我可能看不见、听不见，
也不能感受到任何接触

☐　3.我希望有我喜欢的图画或照片挂在病房接近我床的地方

☐　4.我希望尽可能多地接受志愿者服务

☐　5.我希望任何时候不被志愿者打扰

☐　6.我希望尽可能在家里去世

☐　7.我希望临终时有我喜欢的音乐陪伴

☐　8.我希望临终时有人和我在一起

☐　9.我希望临终时有我指定的宗教仪式

☐　10.我希望在任何时候不要为我举行任何宗教仪式

如以上内容不能表达您愿望的全部，请在以下空白处用文字补充或进一步说明。如果没有，可空着不填。

_____

_____

第四个愿望：我想让我的家人和朋友知道什么

请家人和朋友平静对待我的死亡，这是每人都必须经历的生命过程和自然规律。你们这样做可使我最后的日子变得有意义。（请勾选，可复选）

☐　1.我希望我的家人和朋友知道我对他们的爱至死不渝

☐　2.我希望我的家人和朋友在我死后能尽快恢复正常生活

☐　3.我希望丧事从简

☐　4.我希望不开追悼会

☐　5.我希望我的追悼会只通知家人和好友（可在下面写出他们的名字）

☐　6.我希望在我的医生和医学专家确定我已经死亡之时，立即举行一个简短的遗体告别仪式之后，遗体迅速交由遗体接收部门处理

如以上内容不能表达您愿望的全部，请在以下空白处用文字补充或进一步说明。如果没有，可空着不填。

_____

_____

第五个愿望：我希望谁帮助我

我理解我在这份文件中表达的愿望暂时没有现行法律保护它们的必然实现，但我还是希望更多人在理解和尊重的前提下帮我实现它们。我以我生命的名义感谢所有帮助我的人。

我还要在下面选出至少一个人，请她／他在我不能为自己做决定的时候帮助我。之所以这样做，是我要在她／他或他们的见证下签署这份"我的五个愿望"，以证明我的郑重和真诚。

建议选择至少一位非常了解和关心您，能做出比较困难决定的成年亲属做能帮助您的人。关系良好的配偶或直系亲属通常是合适人选。因为他们最合适站在您的立场上表达意见并能获得医务人员的认可和配合。如果能同时选出两个这样的人当然更好。他们应该离您不太远，这样当您需要他们的时候他们能在场。无论您选择谁做能帮助您的人，请确认您和他们充分谈论了您的愿望，而他或她尊重并同意履行它们。

我在由我选定的能帮助我的人的见证下签署这份文件。

我申明，在这份表格中表达的愿望在以下两种情况同时发生时才能被由我选定的能帮助我的人引用。

1. 我的主治医生判断我无法再做医疗决定。

2. 另一位医学专家也认为这是事实。如果本文件中某些愿望确实无法实现，我希望其他愿望仍然能被不受影响地执行。

被我选定的能帮助我的人是：

姓名：_____

与我的关系：_____

联系地址：_____

电话：_____

签署日期：_____

和

姓名：_____

与我的关系：_____

联系地址：_____

电话：_____

签署日期：_____

被选中人声明：_____

1. 本人（签名）_____ 兹声明该签署本文件之人（以下称签署人）与本人讨论过这份表格中的所有内容，并于本人在场时签署并同意这份"我的五个愿望"。签署人神志清楚，未受到胁迫、欺骗或其他不当影响。

日期：

2. 本人（签名）_____ 兹声明该签署本文件之人（以下称签署人）与本人讨论过这份表格中的所有内容，并于本人在场时签署并同意这份"我的五个愿望"。签署人神志清楚，未受到胁迫、欺骗或其他不当影响。

日期：

填写完成后

1. 请您将文件下载打印，经您和您选中的能帮助您的人签署后作为正本原件妥善保存。

2. "选择与尊严"网站数据库会自动保存您填写但未签署的

文件副本电子文档，您和经您允许的人可通过密码查阅。

3. 如果您改变主意，这份表格可以随时修改。不过请您牢记每次修改完，要重新下载打印，您和被您选定的能帮助您的人要重新签署，才能形成可使用的新的"正本原件"。

4. 请及时销毁您下载的"旧正本"。无论怎样修改，请务必保证原件与网站数据库中的"旧副本"会被与"新正本"表述一致的"新副本"自动覆盖。

5. 将您已经签署"我的五个愿望"的事，尽可能详细地告诉您的家人、医生、朋友和其他相关人士，必要时将原件的复印件给他们看，或请他们上网查阅副本电子文档。

6. 如果您住进医院、疗养院或退休者社区，可将您签署过的"我的五个愿望"正本原件给他们看，并建议他们把正本复印件保存在您的医疗档案中。

7. 请务必使用网上填写、手工签署、密码查询的程序来保护您的权益。如因使用不当或其他原因引起任何纠纷，我们除表示非常遗憾之外无法替您负责。

8. 牢记并保存好您的用户密码。

附录二　临终征兆

1—3 个月

睡觉或打瞌睡的时间增多

饮食摄入量减少

远离人群，停止做过去喜欢的事情

话少（如果是孩子，可能变得话多）

1—2 周

感到疲倦和筋疲力尽，成天卧床

睡眠－觉醒模式改变

食欲不振、口渴

大小便减少

痛苦程度加重

血压、呼吸、心率变化

体温起伏，皮肤变冷、发热、潮湿或苍白

困惑或处于发呆状态

呼吸困难（通常并不痛苦，无需担心）

出现幻觉，看到逝去已久的亲人、和看不见的人说话

几天—几小时

"回光返照"（要求起床走动、吃东西、交谈）

体温下降

血压降低

脉搏细弱

汗多、尿少

肤色变淡、变紫

呼吸变快、费力（也可能出现充血，导致"咔嗒咔嗒"的声音和咳嗽）

彻底停止说话、不能叫醒

附录三　消失在眼前，活在我心中
——在婆母追思会上的发言

西方人一般对丈夫的妈妈以名字相称。第一次见到婆母，她给我和蔼、亲切的感觉。我告诉她，在我的文化里，媳妇把婆母叫做妈妈——你愿意我叫你妈妈吗？她微笑点头说好。

她是一个慈爱的妈妈，优雅的女性。

2016年8月7日，星期天一早，一阵电话铃声把我和亚仁从梦中叫醒。是圣安托尼山花园康养中心的护士打来的。这时候，妈妈已经病倒整整一周了。护士说，妈妈呼吸急促，随时可能停止呼吸。我一看时间，5点30分——不算很早。

我们觉得妈妈肯定特地选择了这个时间，让她的儿子和媳妇好好睡一觉。晚上睡觉前，我们做好了半夜被叫醒的准备。妈妈直到破晓才离开。也许是一个巧合，但完全符合她一直以来尽可能不麻烦家人的习惯。三天前，她似乎已经准备"放弃"了。偶尔还可以说话的时候，她自言自语地说，她想好好地死，不要弄得大家不安宁。她做到了。

第一次见到妈妈是2014年10月，那时她刚搬到康养中心3个月。在过去两年里，我发现她是一个慈爱的母亲。每次我们去养老院和她一起吃饭，她总不忘关心我们是不是吃饱了。我一般不点沙拉、汤和甜品，每次她都会让我分享她的那一份。饭后，她自然地要求签单。

想起一些特别令人感动的事情。今年年初，妈妈拿到了她最新的投资报告。我恭喜她又赚钱了。她微笑着说："好高兴啊！我有足够的钱吃饭，你们也不会饿着！"她去世之前最后的一些话反映了她深沉的母爱本能："好希望我们可以一起过正常的家庭生活，我煮饭给你们吃。"

妈妈是一位特别优雅的女性。她总是打扮得漂漂亮亮的。她对于穿什么衣服、配什么饰品都有讲究。康养中心的护士都很喜欢她，觉得她性格好，说话轻声细语，从来不带一点攻击性。她的优雅和仪态给我的家人和中国朋友留下了深刻的印象。我特别喜欢她喜乐的表情和微笑。

和妈妈相处非常容易。第一次见面，她欢迎我成为 Barr 家族的一员。她让我不要怕她，说她不是一个不好相处的婆母。妈妈是在星期天病倒的，两三天后，她意识到自己要死了，并跟亚仁、欧拉雅和我分别道别。她躺在床上，浑身不适。我握着她的手，轻轻抚摸。突然她睁开一直闭着的眼睛，看着我说："你在这个家过得好不好？"我说："很好，妈妈。大家都对我很好。"她满意地点点头说："那就好！"

妈妈是个非常容易取悦的人。每当我们提出推她去院子里走走，她的反应总是："好极了！"每当我们提议一起吃饭，她都热烈响应："太好了！"她喜欢我们陪她，热情赞扬我们的厨艺。在她病倒之前的那个周六下午，我们说第二天接她去家里吃饭，她高兴地说："太好了！这是我一周最盼望的事了！我喜欢和你们在一起。我喜欢你们做的菜！"

妈妈有欣赏美的眼光。我们穿了好看的衣服，她一定会注意到，给予热情的赞美。妈妈很赞赏亚仁的几件衬衣。她喜欢我的一条深粉色牛仔裤。她常常赞美我的黑头发，她说让她想起她自己小时候的那一头黑发，可她那时候并不喜欢，偏要说成是"深棕色"。

加州的天气，湛蓝的天空，花园里的大树和盛开的花朵都得到她脱口而出由衷赞叹："多可爱的树！""多好的天气！"

"谢谢"是妈妈说得最多的一句话。她从不把别人为她做事视为理所当然。她谢谢我们去看她。谢谢我们为她做的每一件小事情，给她夹个菜、递个水她都会说："你都把我惯坏了！"

她从不跟子女提任何要求。她非常担心亚仁外出，经常问他："你什么时候去中国？"问完之后，马上解释说，她不是要他留在这里陪她，"我只是想知道你的计划。不要为我改变计划。"

我感觉妈妈与自己、与别人和世界都相处和谐。她永远处于积极状态。我从来没有听见她抱怨过任何人、任何事。这种态度，连同她对美的欣赏和感恩的心，也许是她总是喜悦、平和的原因。

我和妈妈生长于不同的文化，当我们发现彼此成长于非常相似的家庭关系结构中，我们感到吃惊，更觉得有趣。我们都有好脾气的父亲，母亲都能干、强悍、原则性很强，而我们的哥哥都是众口一辞的乖娃娃，"圣人"。小时候，我们都觉得不如自己的哥哥。聊起各自的童年趣事，发现有着共同的心态，我们不禁会心大笑。

有这样一位婆母我觉得很幸运。过去两年里，生活中因为有她更丰富、有趣！我喜欢和她做伴。她让我看到，一个人在生命的末期如何保持尊严，如何表达爱和体贴。

　　在妈妈生命的最后一周，圣安布罗斯教会的乔治·西利兹牧师到病床前探视，临走时，他安慰我们说："死亡不是关系的结束，而是新关系的开始。"我有同感。

　　妈妈的肉体存在终止了，但她的精神活在我们心中。亚仁和我每天都会谈起她，回忆和她的交谈，还有和她一起度过的美好时光。

　　她离开了我的视线，她活在我的心中。

　　我相信妈妈在天堂和她的爱侣团聚了。

　　祝她永享和平、幸福！

附录四　死别，也可以满怀喜悦
——我在母亲葬礼上的发言

各位至爱亲朋：

　　感谢光临我妈妈的追思会，在她人生历程的最后时刻，与我们家人一起缅怀她，欢送她！

　　生命的降生是个偶然，生命的逝去是个必然。不是每个人都有机会完整经历生命的四季，如果一个人活到老年，幸而高寿，那么，在生命长度的意义上，已经是可喜可贺的事情了。

　　妈妈张秀莲生于 1928 年农历冬月十一，卒于 2019 年 4 月 19 日晚间，其时春风和煦，花好月圆。

　　佛陀说人生本苦，基督说人是受罚来到尘世，都道明了人生的不易。一辈子一帆风顺基本上没有可能，每个生命都要经历自己的不易，如何处理人生的不易，体现出人与人真正的差异。

　　我妈人生的前半段波涛汹涌，困难重重，但无论命运给她怎样的挑战，她从不屈服，以"虎死不倒威"的精神，凭着钢铁般的意志，见招拆招，体现了智慧、坚韧，活出了大气磅礴的个性和自尊、自信。

天道公平，有耕耘的艰辛，才有收获的乐趣。她生命的后半段风平浪静，苦尽甘来，上天许她以长寿，35 岁得子、39 岁得女的她有机会看到儿女成家立业，享受到儿女衷心的敬爱、陪伴、照顾，还欣喜地看到孙子孙女长大成人，自食其力。

她给自己的人生画上了一个堪称圆满的句号，卧病期间，她一再对自己的人生表示满意。她说自己既没有未尽之责、未了之事，也没有任何牵挂；对于儿孙的陪伴、照顾，她感到满意、满足，就是对她的伴侣、我父亲的养老送终，她也完全放心，知道我们兄妹会尽职尽责。

我妈的一生，是尽职尽责、坚韧不拔、无私奉献的一生，堪称精彩。尤其完美的是，在生命的最后一年，她虔心念佛，心向极乐，我相信，她这样的一个灵魂，诸佛菩萨定将热情地接引她去往她心中的佛国净土。

52 年母女相伴，我了解妈妈不凡的经历，她的大智慧、小心思，我都了然于心。

作为人，作为女人、母亲、外婆，她给我很多的启发，在生命的最后阶段，她还示范了面对疾病、死亡的沉着、超然、达观。

她的美好品质、经验、教训，都已融入我的精神内核，成为我的参照体系，我的任何成绩，都根源于她的栽培、教诲。

我妈一生广结善缘，不吝于付出爱，也收获了很多的爱，诸君都是她的有缘人。感谢你们对她的爱、陪伴、支持，她的人生因为你们更加美好、幸福。

让我们一起满怀喜悦地欢送我妈，祝她早登极乐！

祝愿诸君珍惜生命，照顾好自己的身心；祝愿我们在未来的日子里，珍惜彼此的缘分，互相关心、互相砥砺、互相支持，共同营造和度过更加有爱、美善的人生！

后 记

历时一年有余，《走出时间：为临终做最好的安排》一书终告完工。自 2005 年完成博士论文，这么多年来，这是我第一次发心写一本书。我对写书一事素来怀有恭敬、谨慎之心。"文以载道"。"传播就有效果"。文字中有思想、观念，通过书籍传播以后，会产生影响。影响有积极、消极之分。思想、观念是行动的先导。正面的思想、观念引起正面、积极的行动，消极的思想、观念引起负面、消极的行动。

判断的标准是什么？

我想，就看是否增加了正面感受，即快乐、幸福。我希望我传递了正面、积极的观念和意识。

佛教讲"闻思修证"，我不无赞同。随着年龄和阅历的增长，我远离了抽象的学术写作。对此，我既缺少兴趣，也感到驾驭不了。于是谦卑下来，回到自身，把自己作为观照对象，"以自己为方法"，写个人的所思所感、所知所为。

本书试图把我自己的故事、经历，我亲自参与处理的别人的故事、案例，以及相关理念、理论有机地整合在一起。于我，这是一次大胆的尝试。

萌生写作念头以后，我把想法说给了几位出版界的友人听。大家都表示了原则支持，浙江古籍出版社更是果断和我签署了出版协议。在我有所狐疑和怠惰的时候，协议的约束和守诺的个人准则共同构成强大的推动力。

书写得怎么样是水平问题，交给读者去评定。坚持不懈完成一个耗时漫长的项目，对我的内在成长是有力的促进。当我终于觉得可以把书稿提交给我的编辑和几位朋友看的时候，我有强烈的欢欣、幸福感。

关于幸福，千百年来，有不同的定义。伊壁鸠鲁大概是最早给幸福下定义的哲人，他的幸福定义流传也最广。他说："幸福就是身心无痛苦，灵魂无纷扰。"

诚然，要达到这种内心状态不容易，但对我来说，他的幸福观还是消极了一些，类似于中国文化中的"享清福"。

我刚刚辞职的时候，有位非常了解我、见识极其深刻锐利的友人对我说："你已经有条件享清福了。你还这么年轻，未来准备怎么过？是轻轻松松过日子呢，还是准备继续挑战自己，做想做的事？"

我当时没有回答他。我想让行动说话。

我辞职并不是为了不做事、过闲适的生活，而是为了转换工作内容和方式。我想在最少外在约束的情况下，按照自己的节奏，做自己想做的事，成为想要成为的自己。这么多年，我的工作强度一点没有减少。不过，是主动所为，旨在悦己和自我成长，所以，我没有精神压力，所有作为无不带给我内心的喜悦、丰盈。

我的幸福观与英国行为经济学家、幸福学家保罗·多兰最为接近。他认为幸福由两个部分组成：一是愉悦，主要指感官的满足，由休闲、娱乐、美食、美酒、好车、华宅之类的占有和消费提供；二是目标、意义，由从事创造性、富有身体和智力挑战的任务提供。这些事情往往让人吃苦、受累，与享乐原则相违背，但是成功完成任务以后，个人会获得极大的内在满足。从事创造性、挑战性任务不仅有益于自我成长、实现，也有社会效益和社会贡献。

保罗指出，在人的生命过程中，愉悦和目标、意义越均衡，个人感受到的幸福总量就越多，人生就越幸福。我非常赞同。

阿图·葛文德医生说，医学工作者的任务是助人幸福，并指出："幸福关乎一个人希望活着的理由。"他的幸福观包含了保罗·多兰幸福定义中的"目标、意义"。积极心理学奠基人、美国心理学会前主席马丁·塞利格曼在对幸福的定义中，也把"目标、意义"作为主要的构成要素。

除了死亡观、生活观，在是否采取或者终止延续生命的治疗时，上述幸福观也是我做判断的依据。

有些亲友觉得我工作很辛苦，所以长那么多白头发。我自己一点都不觉得，也不以为意。我乐在、幸福在工作中，几个小时如同几十分钟，常有沉浸感和心流体验。

人到老年，尤其是退休以后，很多人感到迷茫、无意义，衣食无忧，却无法享受生活，内心无法安宁。同时，他们又非常怕死，死亡焦虑和恐惧占据了很多心理"内存"。存在性焦虑和死亡恐惧导致的抑郁在老年人中很普遍。

我的一些中年朋友开始为老年父母的精神、心理状态担忧，却不知道如何开启交谈，如何帮助他们。

我想说，鼓励他们行动起来，去做自己觉得有意义的事情！

把关注点从自身、儿孙稍微向外扩展，去助人、去关心他人、去奉献自己，做对社会有意义的事情！没有什么比助人更具心理强化效果的行为了。

同时，儿女也可以鼓励父母寻求心理咨询，为余下的人生找到目标和意义——有了目标和意义，就有了精神支柱，他们就会恢复活力，重新绽放，重新享受生活。

在过去的一年中，我感到国内的死亡教育、临终管理讨论和具体做法都在进步。除了民间、学界的广泛努力，政府也在做出积极回应。2022 年 6 月 23 日，深圳市审议通过了《深圳经济特区医疗条例》修订稿，提出创新建立生前预嘱制度，拟规定具有完全民事行为能力的自然人可以定立生前预嘱，明确其在不可治愈的伤病末期或者临终时，就是否采取插管等创伤性抢救措施、是否使用生命支持系统等问题，医疗机构及其医疗卫生人员在提供医疗服务时，应当尊重患者本人意愿。

我相信，从个人、家庭到政府、社会，共同形成合力，会逐渐让死亡这个议题祛魅，社会资源和医疗资源会得到更加有效的利用，死亡质量和社会的幸福总量将会得到提高。

我在书中讲述了我的家庭故事。我尽可能只讲我自己及父母的故事，但涉及父母的事务不是我一个人在做决定，而是我和哥哥共同决策，因此不可避免会提到他。就终止还是继续维持父亲生命的治疗，我们兄妹持截然相反的观点。在一般的观念中，家庭意见的分歧是"家丑"，而"家丑"不宜外扬。我早已清洗了这些观念。我们的想法、做法不在人类经验之外，没有什么"丑"、不可言说的。我不介意如实呈现分歧和讨论过程，我认为我们的思考可以为其他很多面临类似困境的家庭提供参考。问题是，哥哥会介意吗？

在写作过程中，我是忐忑的。

事实证明我多虑了。我把书稿发给哥哥后，他认认真真读了，然后约了视频交谈，让我拿好纸笔，把他看到的几个时间和事实方面的错误及错别字记下来。他没有任何的不快、异议，充分尊重了我的表达自由。我非常感谢哥哥的理解和支持，为他的坦荡和风范感到由衷的喜悦。

我也讲述了亚仁的家庭故事。我都是实事求是讲述的，但记忆、解读是主观的。他会认可我的角度吗？他会有很多修改意见吗？

于我，他从来就是一个忠诚的批评者，不会因为夫妻关系照顾我的脸面。

亚仁没有表达任何异议。他觉得我对他母亲临终过程的记录很温暖、甜蜜，很开心我做了详细的记录。他也从叙事技巧和结构的角度给予本书积极评价。感谢亚仁对我写作本书的支持，包括精神支持、学术支持和日常生活的支持。他的支持增强了我的幸福感。

友人东夫先生、张春晓女士、陆晓娅女士、彭子京先生、尚红科先生、江雪女士、朱燕玲女士、王一好女士仔细阅读了我的书稿，给予了热情洋溢的反馈，对我是很大的鼓励。谢谢亲爱的朋友们！

梁焰先生应我邀请为本书画插图，他的作品令本书增色不少。感谢！

2022 年 9 月

图书在版编目（CIP）数据

学会告别：为临终做最好的安排 / 彭小华著；
梁焰绘 . —— 杭州：浙江古籍出版社，2023.3
ISBN 978-7-5540-2483-6

Ⅰ.①学… Ⅱ.①彭… ②梁… Ⅲ.①临终关怀—普
及读物 Ⅳ.① R48-49

中国版本图书馆 CIP 数据核字 (2022) 第 248228 号

学会告别：为临终做最好的安排

彭小华　著　　　梁焰　绘

出版发行 浙江古籍出版社
（杭州体育场路 347 号　电话：0571-85068292）

网　　址　https://zjgj.zjcbcm.com
责任编辑 黄玉洁
责任校对 吴颖胤
责任印务 楼浩凯
照　　排　杭州立飞图文制作有限公司
印　　刷　浙江新华印刷技术有限公司
开　　本　880mm×1230mm　1/32
印　　张　8.5
字　　数　200 千字
版　　次　2023 年 3 月第 1 版
印　　次　2023 年 3 月第 1 次印刷
书　　号　ISBN 978-7-5540-2483-6
定　　价　58.00 元